嘱託産業医のための 治療と仕事の両立支援の進め方

は じ め に

「治療と仕事の両立支援」については、ここ数年来、国が力を入れている施策であり、各種媒体等でも幾度となく取り上げられていることから、その名称はご存じの先生方も多いのではないかと思います。

それまで健康だった従業員が何らかの疾病にかかり、治療が必要になって、以前と同じようには働けなくなったけれど、収入を含めた生活設計や、生きていくうえでの生きがい・やりがいなどの観点からも、治療を受けながら働き続けたいと希望することは少なくありません。そういう人にとって、適切な治療を受けられると同時に職場から適切な就業上の配慮を得られるかは非常に大きな問題です。

そして、そうした従業員が安心して治療と仕事を両立できるように環境を整備することは、職場にとって、とりわけ人事労務の担当者や産業保健スタッフ、さらにその従業員とともに働く上司や同僚にとっても、きわめて重要な課題です。

これまでも一部の企業等では、産業カウンセラーや心理相談員等を配置して職場復帰支援のための面談を行う、リワークプログラムを整備する、長期障害所得補償保険に加入し休職中の経済的支援を図る、業務量の軽減や労働時間の短縮を提案するなど、治療と仕事の両立のための取り組みは行われていました。厚生労働省「令和4年労働安全衛生調査（実態調査）　結果の概要」によれば、がんや糖尿病等の私傷病を抱えた労働者が治療と仕事を両立できるような取り組みがある事業所は2022（令和4）年で58.8％となっており、前年の41.1％から18ポイント近くも増えています。この流れをさらに推し進め、より多くの事業所へ、そして世の中全体へと進めていくことが望まれており、そのために産業医が果たす役割も大きなものがあります。

一方で、本書を手にとられた先生方のなかには、「では、実際に産業医活動を行うなかで、両立支援ってどのようなことをすればよいのか」といったモヤモヤを抱えていらっしゃる方も、少なくないのではないでしょうか。

「治療と仕事の両立支援」については、さまざまな研究も進み、また病院内に両立支援科を標榜するところなども出てきていますが、必ずしも大上段に構えずとも、日常の限られた出務時間内でも十分に対応が可能です。本書では、特に日常診療の傍ら

産業医活動に携わっていらっしゃる先生方に向けて、両立支援のポイントを解説します。

　まず第1章では、両立支援の意義・背景や必要性から説き起こし、基本となる国が示したガイドラインの説明、さらに産業医として関わる際の留意点などを解説しました。

　この総論部分をベースに、実際に産業現場でどのように両立支援を進めたらよいのかを解説するのが第2章です。両立支援では、時間軸に沿って、疾病を抱える従業員への対応や留意点が変わっていきます。それを前段階も含めた8つのフェーズに分けて解説しています。

　さらに、治療と仕事の両立には、必然的に治療のために職場を離れなければならない時間が相応に必要で、そこには休職や休暇ほか、所属する会社の勤務制度が大きく関わってきます。第3章では、ふだん先生方が意識する場面はあまり多くないかもしれませんが、両立支援をするうえでは知っておいていただきたい、勤務全般に関わる制度や仕組みについて解説するとともに、両立支援に有用な外部資源（社会保険、国・自治体等の支援制度など）について必要な情報を取り上げ、解説しています。

　また、本書の最後には資料として、活用可能な助成金などの紹介や、何か困ったときや疑問が生じた際の相談先、両立支援に係る情報を得るのに有用なウェブサイトや各種ガイドラインの一覧なども掲載しました。

　本書を活用することで、疾病に伴う職業離脱を防ぐことや、仕事を続けながらの円滑な治療を支援することに、少しでも役立てていただけましたら幸いです。

2024年2月　執筆者一同を代表して

竹田 透

目　次

I　いま、「治療と仕事の両立支援」が求められている

...... 竹田　透

II　両立支援における産業医の役割

...... 東川麻子

Ⅲ　知っておきたい両立支援に役立つ知識 ...... 小谷富士子

I

いま、

「治療と仕事の
両立支援」が
求められている

1

「治療と仕事の両立支援」とは

　過重労働対策やメンタルヘルス対策など、産業医が取り組まなければならない産業保健上の課題・職務は多岐にわたっていますが、最近では「治療と仕事の両立支援」もそのひとつです。もちろん、種々の産業保健活動と同様に、この「治療と仕事の両立支援」は、事業者の責任で実践すべきものですが、医学的な知見や判断を要する内容を多く含んでおり、事業場に医学の専門家として関わっている産業医が大きな役割を演じることになります。具体的な「治療と仕事の両立支援」の実践にあたっての産業医の関与の仕方などは第2章で詳述しますが、まずここで、この用語の意味や位置づけを整理してみたいと思います。

　現在、高血圧や高脂血症、糖尿病などの生活習慣病で治療を受けている労働者（以下、本書では「従業員」とします）は、少なくはありません。定期的に受診して主治医の指示に基づいて治療を継続しコントロールできていれば、仕事に影響が出ることはほとんどありません。しかし、仕事が忙しかったり出張が続いたりして受診することができず、治療が中断してしまうことがあります。治療が中断した状況で長時間労働を行うと脳・心臓疾患リスクが一層高くなってしまいます。産業医は、長時間労働者の面接指導の場面でこのことを知った場合には、本人に対し早急に治療を再開することを指導するとともに、事業者に「当面の長時間労働を避けることとともに、受診のための時間を確保する」ように意見を述べることになります。長時間労働に限らず、仕事が原因となって治療の継続が妨げられる場合は、その従業員の健康上の問題が大きくなるため、そこに産業医が関与した場合は、事業者に対して治療が継続できるように業務の調整をするよう指導、助言を行うでしょう。

　一方、メンタルヘルス不調に限らず、何らかの疾病で休職して治療を受けた従業員が復職する際に、産業医が従業員と面談し、主治医の意見も参考にして、復職の可否判断や、復職後の業務内容や業務負荷の配慮を指示することも少なくありません。この対応は、現在の体調に合わせて仕事による負荷を軽減しながら治療を継続することで不調の再発・再燃予防を図り、事業者の安全配慮義務を果たす側面もありますが、

一方で、さらなる体調と就業能力の回復を図ることにつながり、従業員にとっても事業者にとっても大きなメリットが得られるという側面もあり、産業保健の本質的な実践のひとつと言えます。

　本書に例示したことも含め、治療を必要とする健康上の問題を有する従業員が、治療を継続しながら仕事も継続できるように支援を行うことが、「治療と仕事の両立支援」です。平成24（2012）年8月に厚生労働省から「治療と職業生活の両立等の支援に関する検討会報告書」が公表され、そこには次のように、この両立が明確に定義されています（現在は「治療と仕事の両立」と表現しますが、この取り組みの当初は「治療と職業生活の両立」と表現されていました）。

> 「治療と職業生活の両立」とは、病気を抱えながらも、働く意欲・能力のある労働者が、仕事を理由として治療機会を逃すことなく、また、治療の必要性を理由として職業生活の継続を妨げられることなく、適切な治療を受けながら、生き生きと就労を続けられることである。

治療と仕事の両立支援、これは産業医の職務　コラム

　法令で「治療と仕事の両立支援」は産業医の業務として規定されているのでしょうか。産業医の業務は、労働安全衛生規則第14条に9項目が列記されています。しかし、ここに示されている文言は、産業医の職務を細かく列記しているわけではなく、例えば「作業環境の維持管理に関すること。」といったように職務の範囲をさまざまに捉えることができる表現になっています。その9項目の6番目に「前各号に掲げるもののほか、労働者の健康管理に関すること。」とあり、「治療と仕事の両立支援」はここに該当すると言えるでしょう。

　産業医研修の科目は、厚生労働大臣の告示によって定められており、日本医師会認定産業医研修もこれに基づいて行われています。厚生労働省では、「治療と職業生活の両立支援」が産業医の職務であることを明確にするために、産業医研修の科目を変更し、健康管理の研修科目および実習科目に追加しました（平成29（2017）年10月1日施行）。産業医学研修手帳にもこの項目が追加され、講義や実地研修が行われるようになりました。

2 両立支援が注目されるようになった背景

　「治療と仕事の両立支援」が注目されるようになったのは、国の進めるがん対策にこの課題が提示されたことによります。がん対策基本法が平成18（2006）年に制定され、この法律に基づいて、政府は平成19（2007）年6月から「がん対策推進基本計画」を策定しています。この当初の計画から5年が経過した平成24（2012）年度に内容の見直しが行われ、平成28（2016）年度までの5年間を対象とした計画が新たに示されました。この見直しの際に、従来3項目であった「重点的に取り組むべき課題」に、4番目の課題として「働く世代や小児へのがん対策の充実」が追加され、「就労に関するニーズや課題を明らかにした上で、職場における理解の促進、相談支援体制の充実を通じて、がんになっても安心して働き暮らせる社会の構築を目指す。」ことが目標とされました。この「がん対策推進基本計画」は、国が取り組む内容だけが取り上げられているのではなく、この基本計画をもとに都道府県による都道府県計画が策定されるため、こ

表1　全年齢のがん罹患者数の推移

診断年	女性	男性
1975	95,920	110,782
1980	113,751	137,290
1985	145,692	185,793
1990	172,435	229,506
1995	197,930	275,840
2000	222,115	310,118
2005	267,366	379,436
2010	337,188	468,048
2015	386,378	517,536
2019	432,607	566,460

表2　就業年代（20〜64歳）のがん罹患者数の推移

診断年	女性	男性
1975	95,920	110,782
1980	113,751	137,290
1985	145,692	185,793
1990	172,435	229,506
1995	197,930	275,840
2000	222,115	310,118
2005	267,366	379,436
2010	337,188	468,048
2015	386,378	517,536
2019	432,607	566,460

出典：国立がん研究センターがん情報サービス「がん統計」
（全国がん登録／全国がん罹患モニタリング集計（MCIJ））

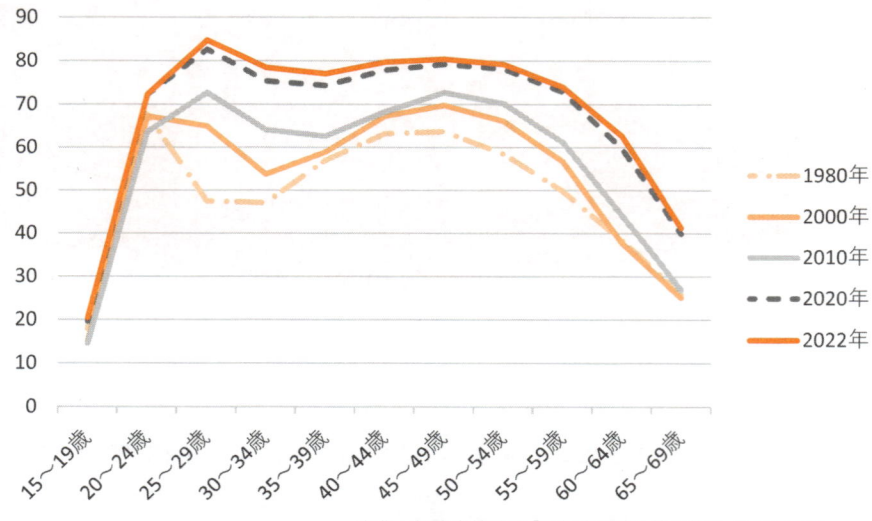

出典：総務省統計局「労働力調査」基本集計 年平均結果

図1　女性の年齢階級別労働力率の動向

表3　労働力人口に占める高年齢者の推移

	1980年	1985年	1990年	1995年	2000年	2005年	2010年	2015年	2020年	2022年
総数 （万人）	5,650	5,963	6,384	6,666	6,766	6,651	6,632	6,625	6,902	6,902
60〜64歳 （万人）	248	288	372	421	426	465	604	556	545	557
65歳以上 （万人）	279	300	360	445	493	504	585	747	919	927
60〜64歳 割合	4.40%	4.80%	5.80%	6.30%	6.30%	7.00%	9.10%	8.40%	7.90%	8.10%
65歳以上 割合	4.90%	5.00%	5.60%	6.70%	7.30%	7.60%	8.80%	11.30%	13.30%	13.40%

出典：内閣府「令和5年版高齢社会白書」

の両立支援が国レベルでも地方公共団体レベルでも取り上げられ、事業場や医療機関での対応状況の調査が行われたり、実践のための啓発活動が展開されたりするようになりました。また、マスコミにもしばしば取り上げられるようになり、社会的にもその必要性の認知度が高くなってきています。なお、令和5（2023）年3月には第4期の「がん対策推進基本計画」が公表されましたが、そのなかでもがん患者の就労支援は、引き続き課題のひとつとして取り上げられています。

　実際に、働く世代のがん罹患者は増加しています。もちろん、がん罹患者全体の数が増えていることも要因（表1）ですが、がんの罹患率が高い年代の就業者が増えている現状があります。表2に就業年代（ここでは20〜64歳としました）のがん罹患者数

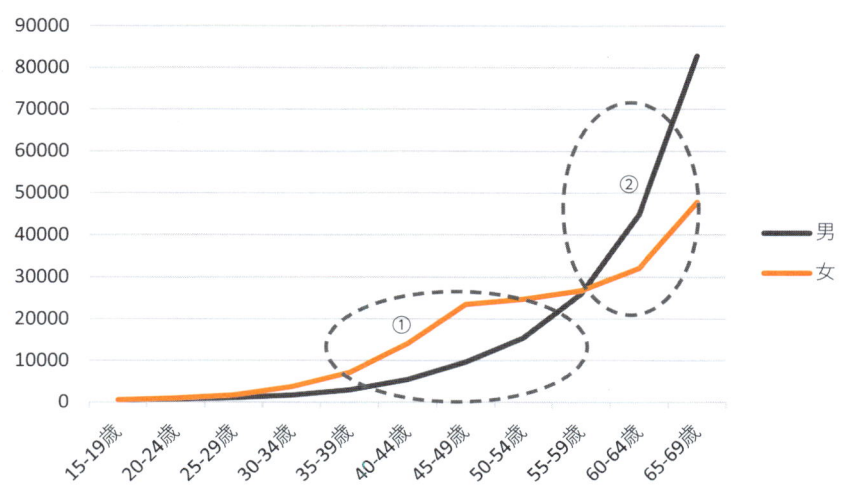

出典：国立がん研究センターがん情報サービス「がん統計」（全国がん登録）

図2　性別年齢階級別がん罹患者数（2019年）

の推移、図1に女性の年齢階級別労働力率の動向、表3に労働力人口に占める高年齢労働者の推移を示します。女性の就業率では、以前は20歳代後半から30歳代にかけて低下するいわゆるＭ字カーブを描いていましたが、最近ではこのＭ字カーブはほぼ解消されています。この就業率が高くなっている年代は、乳がん、子宮がんの好発年齢でもあり（図2の①に示す部分）、産業保健の現場でがんに罹患する女性労働者が増加している要因になっています。一方、近年、高年齢労働者の増加は著しく、令和4（2022）年には65歳以上の労働力人口（就業者と完全失業者を合わせた数）は927万人で全年代の総数に対し13.4％を占めています。また60歳以上の労働者数でみると1484万人で21.5％に達しています。図2に示すように、50歳代後半以降はがんの罹患者数が急増する年代であり、特に男性の増加が著しくなっています（図2の②に示す部分）。高年齢労働者の増加もがんに罹患する労働者が増えている要因になっています。

　このようにがんに罹患する労働者が増加している一方で、がんの治療は分子標的治療薬の登場など進歩が目覚ましく、5年生存率も大きく改善してきています。そして、以前は復職が難しいと考えられていた進行度のがんでも、復職をするケースが多くなり、さらには、外来で化学療法や放射線治療を続けながら就業しているケースが増えてきています。

　このような、がんに罹患する労働者の増加と、がん治療の進歩により、がんの治療を受けながら、あるいは治療を受けたあとに、就業する労働者数が多くなっています。その現状に対し、国が示したがん対策の主要項目に位置づけられたことが、「治療と仕事の両立支援」が注目されるようになった大きな理由のひとつと言えます。

3

産業保健における両立支援

　社会的には、がん対策としての「治療と仕事の両立支援」が注目されていますが、以前からこの両立支援の取り組みが行われていた職場は少なくありません。例えば、急性腰痛症で休職した製造現場の従業員が復職する際、重量物の運搬をはじめとした腰部に負担のかかる作業は担当せず、回復するまでの期間は負荷の軽減を図る配慮を行う取り組みは、現場で自然と行われていました。また、腎不全のために透析が必要な従業員については、労働負荷の軽減とともに通院のためにフレックスタイム制度などを活用することで終業時間を早くして、通院治療のサポートを行ってきた企業・事業場もあります。このように、がんに限らずさまざまな疾患の治療と仕事の両立を図ることが、この両立支援の本来目指すところです。最近ではメンタルヘルス不調者の職場復職支援を行う事例が多く、その対応のために支援体制や制度の整備が進んできました。このメンタルヘルス不調者の復職では、不調が再発・再燃しないように業務の量的・質的な負荷を軽減するとともに、治療を継続して体調の回復とともに就業能力の回復を促す取り組みを行いますが、そこに産業医も復職の可否や復職後の配慮内容について事業者に意見を述べる役割を担っています。

　また前出の表3にあるように、高年齢労働者の増加に伴い、さまざまな疾患を有する従業員が増加しています。脳・心臓疾患や糖尿病などの疾患の多くは年代とともに有病率が高くなりますし、有病率が高くなるとともに、仕事を継続するうえで配慮が必要な従業員の数が増加していきます。産業保健の現場において両立支援が必要となる疾患は、がんやメンタルヘルス不調に限りません。種々の疾病に対し、同一の仕組みのなかで支援できることが望まれます。

　このような状況への対応として、厚生労働省は労働衛生行政のなかで、職域においてもがん対策を含めた両立支援の仕組みづくりに向けた取り組みを始めました。平成24（2012）年8月に「治療と職業生活の両立等の支援に関する検討会報告書」が出され、報告書にあげられた事業場における課題への取り組みのために、平成25（2013）年度から3か年計画が立てられ実践されてきました。まず平成25年度と平成26（2014）年

度には取り組み事例などを取り上げたパンフレット（図3）を作成し周知を図るとともに、最終年度の平成28（2016）年2月には、事業場における両立支援の取り組みをまとめた「事業場における治療と職業生活の両立支援のためのガイドライン」を公表しました。このガイドラインでは、職場における意識啓発のための研修や治療と職業生

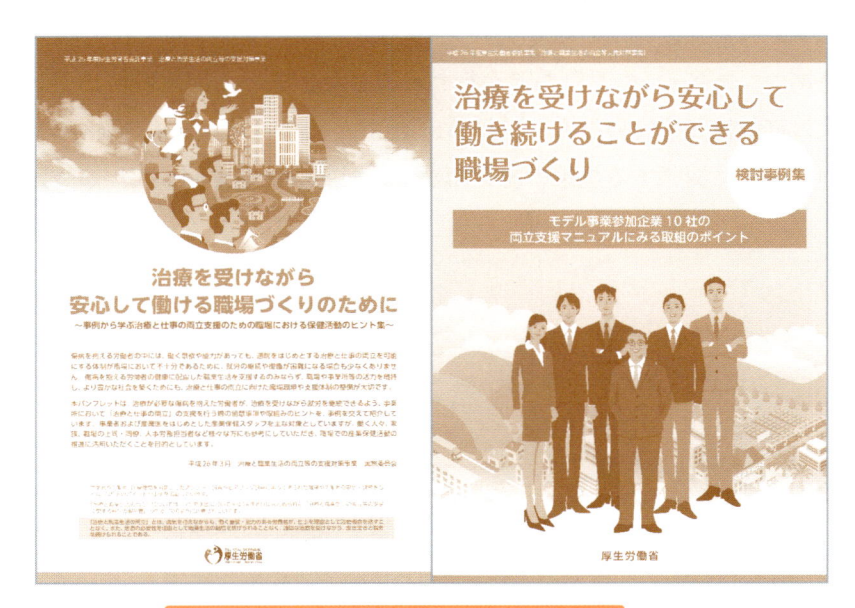

図3　両立支援の事例等をまとめたパンフレット

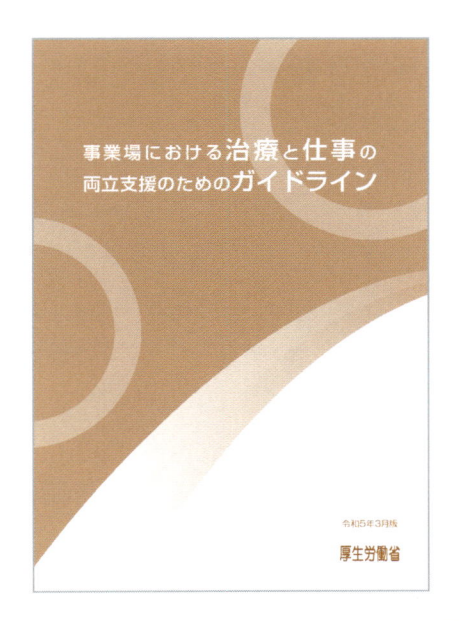

いずれも厚生労働省ウェブサイト「治療と仕事の両立について」からpdfファイルの入手可能
http://www.mhlw.go.jp/stf/seisakunitsuite/bunya/0000115267.html（2023年10月20日アクセス）

図4　事業場における治療と仕事の両立支援のためのガイドライン

活を両立しやすい休暇制度・勤務制度の導入などの環境整備、治療と職業生活の両立支援の進め方に加え、特に「がん」について留意事項をとりまとめています。平成29（2017）年3月には脳卒中、肝炎、平成30（2018）年3月には難病についても留意事項を示し、各疾病の基礎情報と特に留意すべき事項をガイドラインに追加しました。さらに平成31（2019）年3月にもガイドラインの改訂が行われ、名称を「事業場における治療と仕事の両立支援のためのガイドライン」（図4）に変更するとともに、「企業・医療機関連携マニュアル」の改訂などが行われました。また、平成30年10月に治療と仕事の両立の可能性の一層の拡大を目指し、「治療と仕事の両立支援の総合的対策」を公表し、両立支援に関係する施策の総合的かつ横断的な推進を図っています。

4 治療と仕事の両立支援ガイドライン

　「事業場における治療と仕事の両立支援のためのガイドライン」（以下、「ガイドライン」とします）は、事業者に向けて事業場における両立支援の取り組み方を示したものです。ガイドラインの構成（表4）は、まず両立支援を巡る状況を説明したうえで、その位置づけと意義を解説しています。本書においても、両立支援に係る専門家向けに背景から目的について解説していますが、さまざまな調査で、事業場における両立支

援、特にがんについての取り組みが十分ではないとの結果が出ており、ガイドラインによって事業者にその必要性と意義を理解してもらうべき状況にあると言えます。

　そして次に留意事項が取り上げられています。両立支援には「疾病を抱える従業員本人」「主治医」「事業者（上司、人事部門）」「産業医（産業保健スタッフ）」といった違う立場の登場人物がいて、それぞれに連携をとりながら"治療と仕事の両立を図る"という同じ方向を目指していくという取り組みです。そこでは従業員の疾病に関する個人情報を取り扱うために、適切な情報交換と連携、そして個人情報保護を確実に行うことが必要になります。また、環境整備については、休暇制度や勤務制度の整備、両立支援の体制づくりなど、事業者が中心となって行う準備について解説されています。そしてこのあとに、具体的な両立支援の進め方が示されています。具体的には以下の①〜③まで進め、そのうえで状況に応じて④または⑤を行うことになります（なお、この①〜⑤はガイドラインに示されていますが、特に着目する点について、筆者がアンダーラインを入れています。）。

①両立支援を必要とする従業員が、支援に必要な情報を収集して事業者に提出
②事業者が、産業医等に対して収集した情報を提供し、就業継続の可否、就業上の措置及び治療に対する配慮に関する産業医等の意見を聴取
③事業者が、主治医及び産業医等の意見を勘案し、就業継続の可否を判断
④事業者が従業員の就業継続が可能と判断した場合、就業上の措置及び治療に対する配慮の内容・実施時期等を事業者が検討・決定し、実施
⑤事業者が従業員の長期の休業が必要と判断した場合、休業開始前の対応・休業中のフォローアップを事業者が行うとともに、主治医や産業医等の意見、本人の意向、復帰予定の部署の意見等を総合的に勘案し、職場復帰の可否を事業者が判断した上で、職場復帰後の就業上の措置及び治療に対する配慮の内容・実施事項等を事業者が検討・決定し、実施

　治療後の経過や副作用などについては個人差が大きいため、ガイドラインの最後には特殊な場合の対応が示されています。

　そして、様式例集として、「勤務情報を主治医に提供する際の様式例」「治療の状況や就業継続の可否等について主治医の意見を求める際の様式例」「職場復帰の可否等について主治医の意見を求める際の様式例」などが示されており、事業者が主治医と連携をとる際のツールが用意されています。また、これらの様式例について、別冊で「企業・医療機関連携マニュアル」も準備されています。解説編、事例編が用意されて

おり、利用方法の説明や具体的事例を通した解説が示されています。

　以上がガイドラインの概要ですが、このガイドラインは産業医を選任していない労働者数50人未満の事業場でも対応できるように作成されているため、産業医の出番が少なく感じます。また、様式例も事業者が利用するものとなっており、産業医が利用するには使いにくい部分もあります。次項で解説するとおり、「治療と仕事の両立支援」は産業医業務における専門的・中心的な業務のひとつです。しかも、産業医が関わることで主治医との連携がスムーズになることが期待できるなど、両立支援の質の向上も期待できます。本書では、第2章で産業医が関わる具体的な方法について解説します。

5
両立支援に産業医はどのように関わるか

　産業医が両立支援にどのように関わるのか、そのポイントを整理する前段として、事業者が産業保健活動に取り組む目的と、産業医の職務について整理をすると、両立支援についても理解しやすくなるでしょう。

　産業保健の目的については、ILO／WHO（国際労働機関／世界保健機関）の合同委員会が1995年に採択した定義※がありますが、ここでは日本における労働安全衛生法のもとでの産業保健について整理したいと思います。

　事業者が産業保健活動を行う目的は、表5に示すように大きく3つあげられると考えられます。職業病や作業関連疾患の予防は、産業保健活動として根本となる取り組みです。近年では、従業員の健康状態に合わせた業務を行う配慮によって健康状態が悪化しないようにする（さらには回復を促す）こと、そして最近は優先順位が低く捉えられることも多いのですが、健康増進や快適職場づくりを通じて従業員の健康を確保したうえで生産性の向上にも寄与すること、があげられ、コンプライアンス、安全配慮義務、健康経営等の観点からもこの3点に集約されると考えられます。本書のテーマである「治療と仕事の両立支援」は、この2番目の目的に合致しています。

表5　産業保健活動の目的

1. 労働者に、業務による健康障害が発生することを予防する（職業病・作業関連疾患の予防）

2. 労働者の健康状態に合わせた配置を行うことにより、健康状態の悪化を予防する（適正配置・治療と仕事の両立支援）

3. 労働者の健康増進を図ることで、労働者が安全で健康に業務を行えることに加え、生産性の向上に寄与する（健康増進、快適職場づくり、健康管理）

出典：竹田透. 資料2 求められる労働衛生管理について.
　　　厚生労働省 第2回産業医制度のあり方に関する検討会 資料. 2015.12.22 を一部改変

※産業医学振興財団ホームページにその内容が掲載されています。
　https://www.zsisz.or.jp/insurance/2010-03-27-06-05-14.html（2023年10月20日アクセス）

表6　産業医の役割

1. 就業に関する判断（就業区分判定）
   　　適正配置、治療と仕事の両立支援
2. 健康障害リスクの評価
   　労働者の評価
   　　定期健康診断、特殊健康診断
   　作業や作業環境の評価
   　　作業環境測定、職場巡視
3. 健康障害要因への予防的アプローチ
   　生活習慣病等の疾病予防
   　　労働者への保健指導、健康教育
   　危険有害要因による職業病・作業関連疾患の予防
   　　作業・作業環境の改善、保護具の適正な使用
4. 労働・健康へのポジティブなアプローチ
   　就業能力、健康の回復（向上）の支援
   　就業能力、健康の維持向上
   　　健康づくり〜加齢による健康影響の予防と就業能力の維持

出典：竹田透. 資料2 求められる労働衛生管理について.
　　　厚生労働省 第2回産業医制度のあり方に関する検討会 資料. 2015.12.22 を一部改変

　一方、産業医の専門性からその役割を整理してみると、表6に示すとおりです。ここにあげる4項目は、産業医の専門性と業務を行ううえでの優先順位を含めて重要な内容から順に示しています。従業員の健康状態の評価を行った場合や、何らかの傷病で就業に影響が出る可能性があるときに、そのまま働いていてよいのか、何らかの就業配慮が必要となるのか、医学的な判断が必要となります。健康診断後、長時間労働やストレスチェックの面接指導後、傷病からの復職時に、このような就業に関する判断を行い、事業者に意見を述べることになります。この判断は医学的な判断であるため、医師にしかできません。また産業医は主治医とは異なり、職場巡視を含めて職場の状況や業務の内容、あるいはその会社の就業制度等を知っていたり、あらためて確認したりすることも可能です。したがってこの就業に関する判断（就業区分判定）は、産業医の専門性が最も高く、また最も重要な職務と言えます。

　「治療と仕事の両立支援」を行ううえで、産業医は、従業員の健康状態、治療内容などから就業する際の配慮の要否やその内容を、また休職したあとであれば復職の可否についての判断も行い、事業者に意見を述べることが重要な役割になります。この点については、厚生労働省が示したガイドラインにも記載してあります。実際に配慮が必要な疾病の場合、治療を継続していく間に健康状態が変化したり、副作用症状が出

現したりして、しばしば配慮の内容を変更する必要があります。そのため、産業医は例えば1か月に1回など一定期間ごとに従業員と面談を行い、健康状態や治療内容を確認して、就業配慮の内容の変更の要否を検討することが必要となります。このような継続的なフォローアップを行い、その都度必要な就業に関する意見を述べることが産業医の中心的な役割です。しかし、それ以外にも産業医が関与すると、より両立支援の質が高まりスムーズに支援が行えるようになることが期待できます。

　例えば、主治医との連携（主治医に従業員の就業状況を伝え、診断や治療内容等について情報を受ける）の場合では、産業医が事業場側の窓口になると、得られる情報の質が高まります。産業医と主治医という医師同士の連携は、情報の提供にあたっても守秘義務についてもお互いに法で定められたルールに則っているという前提をとることができる安心感があります。また、主治医にとっては、事業者に情報提供をすることによって患者の不利益になるのではないかという懸念も軽減されます。さらに、医学の専門用語を用いて情報提供をすることが可能で、事業者に理解できるように説明しなければならないという負担感が軽減されます。

　一方、事業場では、産業医が従業員への相談対応をすることで、治療や就業についての従業員の不安を軽減することができます。本来は、疾病について、あるいは治療の内容や予後について、主治医から従業員に説明をしてもらうことが最も適切ですが、病院の診察室では、忙しそうにしている医師にいろいろと相談することを遠慮してしまう従業員も少なくありません。また、診断名を告げられた時点で頭が真っ白になり、その後の説明がまったく記憶に残っていない場合もあります。職場で一定の時間を確保して産業医に相談にのってもらえると、従業員にとってはとても心強い支援になります。もちろん産業医にとっては専門外の診療についての質問が少なくないと思います。その場合、正確に答えようとすることにこだわらず、産業医が持っている医学知識の範囲や一般論で説明したうえで、従業員から主治医に質問する内容を整理することで、従業員も主治医に対して必要なポイントに絞って質問することができるようになります。この相談の際に、治療後の就業配慮について産業医の側にも主治医から得ることや必要な情報が明確になることがあります。従業員を通じて主治医に問い合わせをする良い機会にもなります。

　また、治療や復職後のことについて不安を感じているのは従業員本人だけではありません。職場の上司や同僚、あるいは人事部門の担当者も、病気のこと、復職後の対応のことなど、わからないことが多くあります。職場に対しては、従業員や主治医からの情報をもとに、就業配慮に必要となる情報を提供し、理解を得ることで、両立支援が適切に行えます。その際、個人情報保護については十分な配慮を行う必要がある

ことは言うまでもありません。

産業医は働く人の相談相手？ コラム

　以前、放送局が主催する「治療と仕事の両立支援」の一般の方向けのシンポジウムに、シンポジストとして参加したことがあります。その際、参加された方に「産業医を知っていますか？　知っている方は手をあげてください」と壇上から聞いたところ、かなり多くの方の手があがりました。一方、「がんになったとき、産業医に相談できることを知っていましたか？」という質問にはほとんど手があがりませんでした。また、がんの治療経験のあるスタッフの方から「産業医の方に相談できるとは思っていませんでした」という話も聞きました。

　「病気の治療と仕事の両立に関する実態調査（WEB患者調査）」報告書（独立行政法人労働政策研究・研修機構、2018年7月）によると、過去5年間にがん・心疾患・脳血管疾患・肝炎・糖尿病・難病の病気治療をした調査対象のうちアンケートに回答した7060人中5183人（73.1％）が、疾患罹患後に自身の病状について勤め先に相談・報告をしたことがあると答えています。この相談・報告を行った相手としては、所属長・上長、同僚が上位を占めており、一方で、産業医、その他産業保健スタッフへの相談は少ない状況です（図5）。

　この両立支援の取り組みを通して、産業医は働いている方の健康問題の相談相手として、なくてはならない存在となることが期待されます。

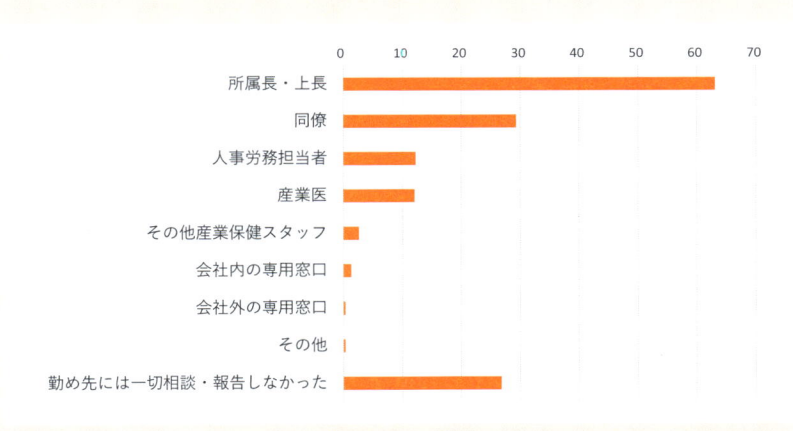

出典：「病気の治療と仕事の両立に関する実態調査（WEB患者調査）」
　　　（独立行政法人労働政策研究・研修機構）を参照してグラフ化

図5　疾患罹患後の自身の病状に関する勤め先への相談・報告の状況

6 個人情報の保護における留意点

　従業員が就業配慮を必要とするような治療を受ける場合でも、その情報を必ずしも事業者に伝えて配慮を求めようとするとは限りません。実際に、筆者も「がんの治療を受けたけれど会社の誰にも話していない」など、治療を受けたこと自体、上司にも同僚にも伝えていないという話を聞く機会が何度もあります。その理由は、自分がそのような病気であることを知られるとその後の昇進等に影響があるのではないか、という不安であったり、婦人科系の疾病であると男性の上司に伝えにくい、ということであったりとさまざまですが、自分の病気を他者に知られたくないという思いを持つ人は少なくありません。健康情報は、事業場で取り扱われる情報のなかでも特に機微（センシティブ）な情報とされ、個人情報保護上も適切な対応が必要となります。

　従業員が、休職制度を利用したり両立のための支援を受けようとしたりする場合、主治医、事業者（上司や人事部門担当者）、産業医等の産業保健スタッフの間で連携をとり、必要な情報を共有して対応することが必要になります。その際には、労働安全衛生法に基づく「労働者の心身の状態に関する情報の適正な取扱いのために事業者が講ずべき措置に関する指針」（平成30年9月7日公表、令和4年3日31日改正）や平成29（2017）年5月の個人情報保護法の改正に合わせて発出された「雇用管理分野における個人情報のうち健康情報を取り扱うに当たっての留意事項」（以下、「留意事項」とします）に沿う形での情報の管理を行います。

　両立支援における個人情報保護は、病名などの健康情報を秘密にすることが目的ではなく、本人の意思を尊重したうえで情報を有効に活用することが目的です。もちろん従業員が知られたくないことについては守秘することを原則としますが、支援を行ううえで必要な情報については、同意を得るなどの必要な手続きを踏んで活用します。産業医が健康情報を取り扱うにあたっての原則は、以下の3点に集約できます。

　　①連携のために必要な、産業医、主治医、事業者の間における情報提供にあたっては、利用目的を明確にしたうえで本人の同意をとる

　　②診断名などが一人歩きしないように、産業医や主治医による就業配慮について

　の意見とともに情報を提供する

　　③支援を行うという目的に合致するように、情報提供の範囲を限定する

　これらの原則については、「留意事項」の「第3　健康情報の取扱いについて事業者が留意すべき事項」のなかで解説されています。例えば、同意に関する事項については、「事業者が、労働者から提出された診断書の内容以外の情報について医療機関から健康情報を収集する必要がある場合、事業者から求められた情報を医療機関が提供することは、（個人情報保護）法第27条の第三者提供に該当する」としており、「医療機関は、原則として労働者から同意を得る必要がある」としています。さらに「事業者は、あらかじめこれらの情報を取得する目的を労働者に明らかにして承諾を得るとともに、必要に応じ、これらの情報は労働者本人から提出を受けることが望ましい」と説明されています。もちろん、事業者や産業医から主治医に情報提供を行う場合も同様の対応が必要です。産業医が本人の同意を得て文書を作成し、従業員本人がこれを主治医に持参する形で情報提供をしたり、情報提供依頼をしたりすることが、手間と時間を要することはありますが、文書そのものが記録としても残り、最も確実な方法になります。

　また、「留意事項」において、事業場内において健康情報を取り扱う場合、診断名、検査値等のいわゆる生データは、「その利用に当たって医学的知識に基づく加工・判断等を要することがあることから」、産業医や保健師等の産業保健業務従事者が取り扱うことが望ましいとしています。例えば事業者は、主治医から得た診断書等で診断名や治療内容を知っても、従業員がどのような状態でありどのような配慮が必要かを理解することは困難であり、両立支援の実践にはつながりません。そればかりか、診断名等から受ける印象や理解は人それぞれであり、本来の従業員のおかれた状況とは異なる内容として伝わってしまう可能性があります。したがって、産業保健業務従事者以外の者に健康情報を取り扱わせるときは、これらの者が取り扱う健康情報が利用目的の達成に必要な範囲内に限定されるよう、「必要に応じて、産業保健業務従事者に健康情報を適切に加工」したうえで提供する等の措置を講ずることも示しています。

　両立支援における健康情報の取り扱いは、通常の産業保健活動における個人情報保護の対応と変わりはありません。しかし、両立支援を行う際には多くの健康情報を取り扱うこと、また事業者、上司、場合によっては同僚等、関係する多くの人が共有するケースがあることから、産業医や人事担当者以外の通常は健康情報をあまり取り扱わない関係者も、留意事項に示された健康情報に関する取り扱いルールを理解して支援にあたることが必要となります。

7 両立支援の今後の動向

　両立支援は、現時点で事業者に法的な義務は明示されていませんが、産業保健活動の目的を果たすうえでも重要な活動のひとつであり、社会的要請も強い事項ですので、各企業・事業場において積極的に取り組んでいくことが望まれます。また、ガイドラインにも、事業者による両立支援の取り組みの位置づけとして、「治療と仕事の両立のために必要となる一定の就業上の措置や治療に対する配慮を行うことは、労働者の健康確保対策等として位置づけられる」としており、労働安全衛生法の趣旨に沿って実践することを求めています。平成29（2017）年3月に公表された「働き方改革実行計画」のなかでも、取り組み項目のひとつとして「病気の治療と仕事の両立」があげられています。具体的な実施事項としては「会社の意識改革と受入れ体制の整備」「トライアングル型支援などの推進」があり、治療を続けながら就業することができるような柔軟な勤務制度を取り入れることや、両立支援コーディネーターを養成して、主治医、会社・産業医と、患者に寄り添う両立支援コーディネーターによるトライアングル型のサポート体制を構築することを実践することとなっています（「【コラム】働き方改革実行計画：病気の治療と仕事の両立に向けて」92ページ参照）。

　厚生労働省は、令和5（2023）年4月から、今後5年間にわたって国、事業者、労働者等の関係者が目指す目標や重点的に取り組むべき事項を定めた「第14次労働災害防止計画」をスタートさせました。その計画の重点事項のひとつが「労働者の健康確保対策の推進」であり、具体的な取り組みとして「事業場ごとの状況に応じた産業保健活動を行うために必要な産業保健スタッフを確保し、労働者に対して必要な産業保健サービスを提供するとともに、産業保健スタッフが必要な研修等が受けられるよう体制を整備する」「治療と仕事の両立支援に関して、支援を必要とする労働者が支援を受けられるように、労働者や管理監督者等に対する研修の実施等の環境整備に取り組む」ことを事業者に求めています。また、国としても「事業場や医療機関及び労働者本人を対象として『事業場における治療と仕事の両立支援のためのガイドライン』（令和4年3月改訂）等の周知啓発を強化するとともに、『両立支援コーディネーター』の活動状

況を把握した上で、より効果的な配置について検討し、その更なる活用を図る」としています。このように、産業保健の現場における両立支援の必要性の高まりとともに、国の施策もますます推進されていく状況にあります。

　また平成30（2018）年度からは、治療と仕事の両立支援に関する診療報酬として「療養・就労両立支援指導料」が新設されました。この診療報酬は、当初はがん（悪性腫瘍）と診断された患者だけが対象でしたが、令和2（2020）年、令和4（2022）年の改定を経て、現在では対象となる疾患が悪性腫瘍、脳血管疾患、肝疾患、指定難病、心疾患、糖尿病、若年性認知症に拡大されています。これらの疾患について、初回診療で下記①～④を実施した場合は800点（情報通信機器を用いて行った場合は696点）と評価されます。

　　①患者と事業者が共同で勤務情報提供書を作成する

　　②勤務情報提供書を主治医に提出する

　　③患者に療養上必要な指導を実施する

　　④主治医が企業に対して診療情報を提供する（AもしくはBによる）

　　　A）患者の勤務する事業場の産業医等に対して、就労と治療の両立に必要な情報を記載した文書の提供を行う。

　　　B）当該患者の診療に同席した産業医等に対して、就労と治療の両立に必要なことを説明する。

　さらに、2回目以降の診療では下記⑤を実施することで400点（情報通信機器を用いて行った場合は348点）が、初回を算定した月から起算して3月を限度として、月1回に限り算定されます。

　　⑤診療情報を提供した後の勤務環境の変化を踏まえ療養上の必要な指導を実施する

　加えて、患者に対して、両立支援コーディネーター研修を修了した専任の看護師、社会福祉士、精神保健福祉士または公認心理師が相談支援を行った場合に、「相談支援加算」として50点と評価されます。

　対象患者が、産業医等（産業医、保健師、総括安全衛生管理者、衛生管理者、安全衛生推進者、衛生推進者）が選任されている事業場で就業している従業員に限ることや、主治医から産業医に対して文書等で診療情報を提供するなどのステップを踏んだ場合にのみ算定されるなど、いくつかの制約はあるものの、医療機関に積極的に連携を促す施策と言え、今後は50人未満の事業場にも拡充されることが期待されます。

（竹田　透）

Ⅱ

両立支援における産業医の役割

プレ・フェーズ
対象者のおかれた状況の把握
―全フェーズ共通の基本的事項の確認―

　単に「治療と仕事の両立を支援する」と言っても、治療のどの段階で従業員の相談に応じるかによって、対応のポイントは変わります。第2章では、対応段階の各フェーズにおける産業医としての対応のポイントを説明します。

　実際の面接の場では、産業医が「何か困っていることはありますか？」と尋ねても「いえ、大丈夫です」と返答され、具体的な相談に発展しないことが多いようです。筆者の経験では、従業員は困っていないのではなく、どこまで質問してよいのか、そもそもどんなことを考えておかなければいけないのか、判断できないだけのことがほとんどです。ここでは、医療職から確認したい事項をより具体的に解説します。

　産業医は治療者ではありませんので、どのように病気を治療するかではなく、治療を行いながら「どのような生活をしていきたいか」を従業員と一緒に考えていくのが役割であるとの認識が重要です。ですから、主治医や臨床医として患者に関わるスタンスとは、きちんと分けることを忘れないようにしましょう。

　治療と仕事の両立を目指す従業員と一緒にこれからの生活を考えるためには、その従業員のおかれている状況を知ることが重要です。まずは、どのフェーズにおいても共通して確認したい項目をチェックしておきましょう。確認したいことをまとめたチェックシート（28ページ参照）を用意しました。

▌従業員の状況

☑ 雇用形態

　正社員か、契約社員、派遣社員、パート・アルバイトなどの非正規社員か。雇用形態によって、休暇の取得のしやすさが異なります。また契約期間やその更新時期によっても、その先の就業継続が左右されることがあります。

☑ ポジション（役職）

　どのような役職についているか。上位の役職についていれば、それなりに責任のある仕事を任されていることになり、治療による影響がその従業員だけでなく周囲の人にも及ぶなど、影響の大きさや範囲が変わってきます。

☑ 勤務時間

　1日の所定労働時間はどれくらいか、シフト勤務や深夜の交替勤務はあるのか。

☑ 業務内容

　営業職などで外回りをしているか、接客業などで一日中立ち仕事をしているか、主にデスクワークか、職場はどのような環境か、危険物の取り扱いはないか、など。産業医業務の基本は、その従業員がどのような場所でどのように働いているか、そこにどのようなリスクがあるかを把握することです。両立支援をする・しないにかかわらず、この項目については日ごろから把握しておくように心がけましょう。

☑ 家庭環境・治療環境

　家に帰ったあと、休養をとれる環境にあるか、それとも家事、育児、介護などで忙しいのか、困ったときに治療生活をサポートしてくれる人がいるか、など。こうした家庭環境の違いによっても、対応方法が異なるケースがあります。

　また、通勤時間や自宅から病院までの所要時間も確認しておくとよいでしょう。

▌会社の状況

☑ 事業場規模

産業医として、把握していることが前提となります。

☑ 所属部署の忙しさ

各従業員の残業時間、部署全体の残業時間はどれくらいか。ただ「勤務時間

を軽減するなど、配慮してください」と助言しても、部署の忙しさによってできる配慮の程度は大きく異なります。また、治療を受ける従業員の業務量を減らすと周囲の負担が増える場合もあるので、すでに周囲の人がいっぱいいっぱいな状態で業務をこなしているケースでは、部署全体の健康リスクも考えなければなりません。

☑ 有給休暇の取得率

　有給休暇の取得は従業員の当然の権利ですが、従業員のほとんどが有給休暇をとっていないような部署では、通院のために休みたいという申し出すら遠慮することがあります。産業医が「検査に行きましょう、病院に行きましょう」と従業員に言うのは簡単ですが、それを行動に移しやすい状況にあるのかも確認しておきましょう。

☑ これまでに治療を受けながら就業を継続した従業員がいるか

　職場に「治療と仕事の両立支援」のための配慮を行った経験があれば、人事・労務部門や職場の上司の理解が得られやすく、さまざまな手続きをとりやすくなりますが、会社側にその経験がない場合は、細かい手続きから丁寧に説明していく必要があります。また、休職可能期間や短時間勤務制度などの支援制度の有無についても確認しておきましょう。

☑ 管理職や経営者の両立支援に関する関心の高さ

　本書での紹介事例や成書でのアドバイスは、すべての職場に適用できるわけではありません。好事例の背景には会社側の理解があり、会社側の関心度の高さや協力的な姿勢があるかどうかで対応方法が変わってきます。

☑ 職場における当該従業員の日ごろの評価

　職場での評価によってその従業員への産業医の対応方法が変わることはありませんが、何らかの配慮を職場に求めた際の、職場の協力度は変わってきます。あまり協力が得られそうにない場合は、産業医の意見を押し付けるのではなく、職場の気持ちにも寄り添い、会社と従業員の双方が納得できるように落としどころを調整することが求められます。

《治療と仕事の両立支援のために確認しておきたい項目》

氏名	年齢　　　　　　歳

□ 部署	□ 役職

□ 雇用形態　　　正社員 ・ 契約社員 ・ 派遣社員 ・ その他（　　　　　　　　　　　　　　　）

□ 業務負荷　　　□ デスクワーク ・ 立ち仕事　　□ 出張　あり ・ なし　　　□ 運転　あり ・ なし

　　　　　　　　□ 重量物取扱い　あり ・ なし　□ 有害物取扱い　あり ・ なし

　　特記事項：

□ 勤務時間　　　始業　　　　：　　　　　　～　　終業　　　　：　　　　　　休憩　　　　　　分

　　　　　　　　シフト制　　拘束時間　　　　　　時間　　　　　　分　　　　　　休憩　　　　　分

　　　　　　　　□ 夜勤　あり ・ なし　　　　□ 残業　あり ・ なし（平均　　　　　時間／週）

　　　　　　　　□ 自宅からの通勤時間　　片道　　　　　　時間　　　　　分

　　　[部署の状況]　　　□ 部署全体の残業時間　　　　　平均　　　　　時間／週

　　　　　　　　　　　　□ 従業員1人あたりの残業時間　平均　　　　　時間／週

□ 有給休暇取得状況　　□ 取得可能日数　　　　　　　　日（　　　年　　月　　日まで）

　　　[部署の状況]　　　□ 部署全体の有給休暇取得率　　　　　％

□ 会社による支援制度　□ 休職可能期間　　　　　日

　　　　　　　　　　　　□ 休職中の給与支給　　あり（　　　　　％／　　　　　日間）・ なし

　　　　　　　　　　　　□ 短時間勤務制度　　　あり ・ なし

　　　　　　　　　　　　□ その他（　　　　　　　　　　　　　　　　　　　　　　　　　　　）

□ 家庭環境・治療環境　□ 同居者　あり ・ なし　　　　　　□ 育児・介護　あり ・ なし

　　　　　　　　　　　　□ 同居者による育児・介護のサポート　　あり ・ なし

　　　　　　　　　　　　□ 医療機関までの所要時間　　片道　　　　時間　　　　　分

　　　　　　　　　　　　□ 1回あたりの診療時間　　　平均　　　　時間　　　　　分

　　特記事項：

□ 両立支援実績　　　　□ 事業場　あり ・ なし　　　　　　□ 部署　あり ・ なし

　　　　　　　　　　　　□ 管理者や上司の理解　あり ・ なし

　　特記事項：

□ 従業員の治療に対する会社の協力姿勢

フェーズ1
疑い段階（診断前）
―検査結果や医療機関に対する不安への対応―

　医療職にとっては日常的に対応している病気も、聞き慣れない従業員にとっては大問題です。人によっては、健康診断の結果に何らかの印が付いただけでとても不安に感じることもあります。医療職は、詳細な検査結果が出ないと適切なアドバイスができないと躊躇しがちですが、この不安に寄り添うことが、両立支援の第一歩となります。その病気の重症度に関係なく、従業員の困りごとに耳を傾けてみましょう。

1. 検査を受けることに対する不安

従業員▶産業医の相談例①

健康診断で要精査となり、近医クリニックで検査を受けたところ、「クリニックでは対応できないので、大きい病院での検査入院が必要になるだろう」と言われ、近所の総合病院を紹介された。

従業員の悩み①

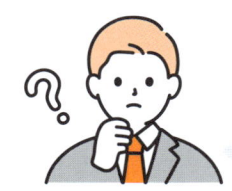

検査を指示されたが、検査入院が必要ということは大がかりな検査のようだ。会社を数日休んでまでの検査など必要なのだろうか。

Point

医療機関で同じ説明を受けても、それをどう理解するかは人によってさまざまです。治療者と患者が同じレベル感で情報を共有できているか、確認しましょう。

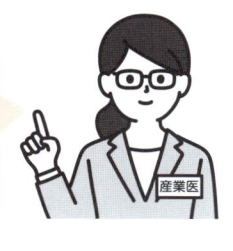

　「大したことないと思ったから、面倒くさかったから、受診をやめてしまった」など、専門知識を持つ医療職からしたら信じられないような理解不足により通院や検査を中断してしまう人は意外と多くいます。

　また、必要性はわかっているけれど、「受診したら、その場でいきなり大がかりな検査をされるのではないか」「悪い病気と言われたら怖い」など、検査や病気に対する知識が乏しいがゆえに不安が強く、医療機関から足が遠のく人もいます。

　ほかにも、想定される病気の深刻さがわからず、数か月くらい放置しておいても大丈夫だろうと考えて、「仕事が落ち着いたら受診するつもり」などと言う人もいます。

　そのような従業員に対しては、目先の業務だけを考えていると、治療期間が長期化し、かえって業務に大きく影響する可能性があることを説明し、それが本当に適切な優先順位のつけ方であるかを一緒に検討しましょう。

　産業医は、ただ「検査が必要です」「早く受診してきなさい」と指導するだけでなく、検査が遅れるとどんなことが心配なのか、受診した場合どのような検査が想定されるのか、病気が進行すると検査や治療がより大がかりになることがある、などを具体的に説明し、従業員の不安を取り除き、早く行動に移せるように後押しすることが、最も大きな役割となります。

従業員の悩み②

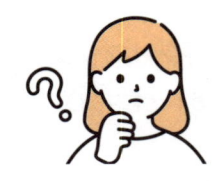

> 近医に紹介された病院は、あまり近所の評判が良くなく、やめておいたほうがよいと家族が言っている。そもそも病院選びはどうしたらよいのか。

Point

> 同じ疾患でも、何を優先するかによって、適した医療機関は異なります。特定の医療機関を指定するのではなく、何を優先したらよいか、病院選びのプロセスをサポートするスタンスで対応しましょう。

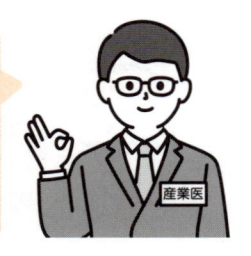

　最初はちょっとした再検査のつもりで近隣の医療機関を受診したところ、検査が進むにつれて、専門性の高い疾患や想定よりも大がかりな治療を要する疾患である疑いが強くなった場合、「そこまで考えていなかった」というのが多くの人の思いでしょう。その場合、担当医師が、専門医療機関への転院を勧めてくれることもありますが、

そうではない例もあり、その相談が産業医にくることもあります。

　診断に苦慮するケースや治療の選択肢が複数ある疾患の場合は、どの医療機関を受診するかにより診断名や治療の選択肢が異なり、場合によっては治療の結果が変わってくることもあるでしょう。一度治療を開始すると、治療途中で方針を変更することは難しく、それは患者にとっても有益ではないため、病院選びを悩むのであれば、この初期の段階にじっくりと考えておく必要があります。その際は、次のような観点で考えてみましょう。

- 専門医療機関か（例：がん専門病院、地域がん診療連携拠点病院、一般病院）
- 利便性はあるか（土曜日の受診が可能、夕方遅い時間まで診療している、子供の面倒をみてくれる両親の家に近い、職場に近い、など）
- 適切な専門診療科があるか

　治療を受ける従業員の生活背景やその人が何を優先したいかにより、選択肢はさまざまです。専門医療機関がよいとは限りません。具体的な医療機関を指定するよりは、どんな点に注目して選ぶか、どんな基準で選ぶかをアドバイスしましょう。当然、産業医の個人的な意見も交えて説明することもあると思いますので、そのような場合は、「こうしなさい」と断定するのではなく、「私があなたの立場だったら、このように考える」と説明するとよいでしょう。その際に「自分が懇意にしている医師がいるから」など個人的な理由だけで病院を限定することがないように気をつけたいものです。

2.　検査のために仕事を休むことへの抵抗感

従業員▶産業医の相談例②

近医から紹介され、総合病院を受診したところ、「少し悪い病気の可能性が高いので、早急に必要な検査の予定を組みましょう」と、一方的に検査の日時を指定されてしまった。同じ日に複数の検査を受けられればよいのだが、検査が混みあっていて、土曜日の受診は難しく、短期間に平日を何日も休まなくてはならない。これでは仕事が回らないかも……。

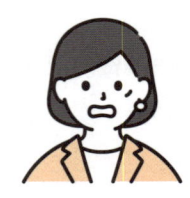

従業員の悩み③

> こんなに頻繁に仕事を休めない。診断名も示されていないのに、周囲にどう説明したらよいのか。

Point

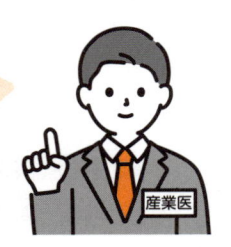

病名を特定することなく、「急ぎ検査が必要であるため、仕事より検査を優先させたい」ということを産業医から職場の上司に伝えるのもひとつの方法です。この場合は、従業員本人の了解を事前にとっておきましょう。

　従業員本人もまだ自分の病気またはその可能性について受け入れられていない状態にあるでしょうから、周囲に適切に説明するのは簡単ではありません。また、このような状況を聞かされた職場の上司も、遠慮して従業員本人には聞きたいことをストレートに質問できないことが多いようです。産業医が間に入ることで、上司側の疑問を解消してあげられることがあります。

　治療と仕事の両立に理解のある上司であれば、その従業員が医療機関を受診する時間を確保することだけでなく、従業員は病気の可能性に悩み、不安が強い状況であるため、心身の状態も注意深く見守りたいということも共有できると理想的です。しかし、理解不足の上司の場合、かえって従業員に余計なプレッシャーを与えたり、不安をあおったりする言動があるかもしれないため、そこまでのアドバイスをするべきか否かを見極めるのも産業医の判断となります。ときに上司は良かれと思って自分の経験を語り、「あの病院がいい」「この治療法がいい」などと素人判断でアドバイスするケースがあります。そうした上司の好意には感謝しつつ、病気はケースバイケースであり、医学的知見に基づかないアドバイスは部下を混乱させることになりかねないことを説明する必要があります。

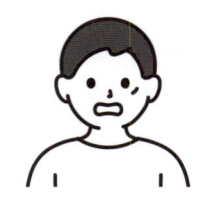

従業員の悩み④

> 少し悪い病気とは何なのか。がんの可能性があるということなのか。だいぶ悪い状態なのか。

Point

従業員の不安を和らげるために、主治医が説明していないことを「一般的には……」と一般論として伝えることも、ときには必要でしょう。

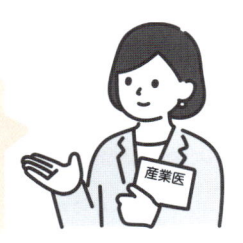

　主治医によっては、例えば「がんの可能性あり」と明確に説明してくれることもありますが、確定診断がつくまでは患者に余計な不安を与えてはいけないと考え、疑わしい病名をあえて告げない医師もいます。そうしたときに、病名がはっきりしてから考えようと割り切れる人はよいのですが、多くは「自分はもしかしたら悪い病気？」と不安になり、インターネットなどで情報収集を始めてしまいます。正しい医療情報にたどりつき、診断治療に備えて正しい知識を身につけることは大切ですが、実際は信頼性の低い情報に振り回され、必要以上に不安が強くなってしまうケースが多いように感じます。

　また、不安が強くなると、睡眠障害をきたすケースが多くみられます。検査期間が長期にわたり、睡眠障害の期間も長期に継続している場合は、主治医にそのことを伝えて睡眠障害の治療を並行して進めてもらうよう、その従業員にアドバイスしましょう。「こんなことを気にしてしまう自分が悪い。薬に頼らず、気にしないようにする」と言う人もいますが、同じような状況に遭遇すれば多くの人に同様の反応があること、睡眠障害が継続して体力が低下すると、いざ治療を開始した際の治療効果にも影響する可能性があることを伝え、従業員本人の治療への理解を深めるサポートもできるとよいでしょう。

　筆者の経験では、病名を告知されて治療を開始してからよりも、疑いが出てから検査をし、確定診断が下るまでのほうが、あらゆる可能性を考え、先が見えず、非常に不安定になる時期であると感じています。ただ医療情報を提供するだけでなく、従業員の不安な気持ちに耳を傾け、寄り添うことは、産業医の役割のひとつと言えるでしょう。

　次のフェーズ2でもふれるように、いざ診断がついてからは、どんな治療をするか、そもそも現在の医療機関で治療をするのかなど、従業員本人はいろいろなことに対応しなければなりません。診断が異なり、むだに終わることがあるかもしれませんが、万が一、悪性疾患であったらどんな生活になるのか、どのように治療方針を立てるのか、フェーズ1の時期は、これらを考えるための貴重な時間であると言えます。

3. なかなか診断がつかないこと、治療が始まらないことへの不安

従業員▶産業医の相談例③

健康診断の結果、血液検査、尿検査で異常を認めたため、近医から大学病院を紹介された。免疫系の異常による難病が疑われると言われ、もう2か月近くいろいろな検査をしているが、なかなか診断がつかない。検査ばかりで、まだ治療が開始されない。この間に疲れやすさが強くなってきている。時間もお金もかかるばかりで、いつまでこれが続くのか、違う病院に変えたほうがよいのではないか、と考えている。

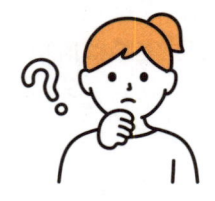

従業員の悩み⑤

これだけの期間、治療をせずに放置しておいてよいのか。病気がどんどん体の中で広がってしまっていたらどうしよう。

Point

一度治療を開始すると、あとから診断のために必要な検査を追加しようとしても治療前の評価はできないこと、治療前に行うことに意味がある検査もあるため、治療開始を遅らせて検査をするのも間違いではないことを伝えましょう。

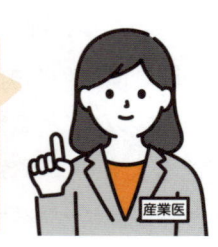

　筆者が実際に対応したケースです。これまで実施した検査とその結果の写しなど、従業員本人が持っている資料をみせてもらったところ、疑わしい病名がいくつかメモで記載されていました。主治医としては、どうやら疾患はある程度絞り込めているが、検査結果が診断基準を満たさないために確定診断に至らず、類似疾患の鑑別のために追加でいろいろと検査をしているようです。そこで、あくまで断片的な情報からの推測であると説明したうえで、診断名を確定させるために必要な検査である可能性が高く、主治医の判断が間違っているわけでも、主治医が無知で診断がつかないわけでもないことを説明しました。

　それに、ここで医療機関を変えてしまっては、また一から検査をやりなおすことになり、さらに診断が遅れてしまう可能性もあります。一医師としては、主治医の対応

はそれほど間違ったものではないと感じますが、従業員本人は不安を感じていますから、「主治医に、検査期間が長くなってきていて不安であることを遠慮なく相談し、どこまで検査するのか、一定の検査を行って診断がつかなかった場合はどうするのか、どのような治療が想定されるのかを、遠慮なく質問してみましょう」と伝えました。

　主治医との信頼関係が築けず、検査・治療の途中で患者が相談なく主治医を変えてしまうケースは、多くあります。もっと主治医と患者がコミュニケーションをとっていれば回避できたのではないかという事例は多いのです。

　この場合、産業医が主治医の「通訳」となって従業員に説明するのも、対策のひとつでしょう。それでも従業員自身が「主治医に相談しづらい」と言う場合は、産業医からの状況確認として主治医への診療情報提供依頼書を発行するのも、選択肢のひとつとなるでしょう。

フェーズ2
診断・治療方針の選択期
―適切な判断・治療のための情報整理と職場環境の調整―

1. 診断・病名告知時のメンタルダメージに対するケア

　糖尿病、肝炎、がん、難病などと診断され、早急に治療を開始する必要がある場合、患者本人は診断確定直後から、医療機関をどうするか、治療方針はどうするか、仕事や家族はどうするかなど、短期間に決めなければならないことが多くある一方で、診断を受けたショックによるメンタル面の不安定さもあり、激動の時期となります。

　産業医は近くで寄り添う医療者として、それぞれのことがバランスよく対応できているかをチェックし、従業員の治療と仕事の両立をサポートできるとよいでしょう。例えば、仕事を休まないことを優先させるあまり、望んでいない治療方針を選択してしまうとか、逆に治療による仕事への影響を考えるあまり、職場に迷惑をかけてはいけないと退職を申し出てしまうなど、この時期の従業員は、冷静に考えればありえないような行動や判断をしてしまう可能性があります。

　例えば、一口に「がん」と言っても、そのがんのタイプによっても、病期によっても、状況はまったく異なります。そして、がんと言われた患者が頭に浮かべるイメージもさまざまです。

　深刻な病期であれば、主治医から詳しく説明され、家族にも説明がされるなど、患者が理解を深める機会は多くありますが、初期で診断された場合は、主治医も「早く見つかってよかったね」「治療をすればまったく問題ないよ」などと、さらっと説明することが多いようです。

　多くの患者を診ている主治医にとっては「重症の患者に比べれば、大したことはない」ですが、当事者にとっては初めての経験であり、どんなに早期であっても「がん」と診断された衝撃は大きく、多くの人はショックを受けます（図5）。主治医から「大丈夫」と言われても、本当はもっと深刻だが、ストレートな告知を避けて気休めを言ってくれているのではないか、などと勘ぐる人さえいます。また、早期であれば、ほとんど仕事を休むことなく、傍からみれば治療していることすらわかりません。そのた

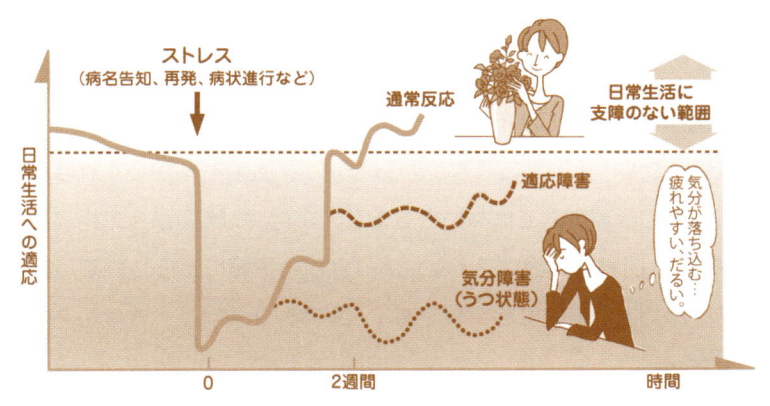

出典：国立がん研究センターがん情報サービス
「患者必携　がんになったら手にとるガイド　普及新版」p 21-図1
※このガイドは国立がん研究センターがん情報サービスのウェブサイトで誰でもご覧になれます。
https://ganjoho.jp/public/qa_links/book/public/hikkei02.html
（2023年10月19日アクセス）

図5　診断、病名告知時のメンタルダメージ

め周囲の人に病気のことを話すこともなく、一人で悩んでいるケースを多く経験しました。

　産業保健の場面では、医療機関でじっくり相談する時間が少ないこのような人のサポートに対しニーズがあります。早期発見・早期治療は、ただ病気を早期に見つけるだけではなく、その人の生活が病気によって妨げられることを最小限にできる効果もあります。身体的なダメージが少なくても、メンタル的なダメージを抱えたまま過ごすのでは、効果半減です。病気の重症度に関係なく、その疾患を従業員本人がどのように受け止めているかを確認し、不安を少しでも取り除くことができるように、身近な医療職である産業医がサポートしたいものです。

主治医への情報提供依頼をどうするか
（複数のフェーズにまたがる課題）コラム

　産業医は医療の専門家であるがゆえに、職場で発生するすべてのケースに対し「病気の詳細を知りたい」と考えてしまいがちですが、主治医側からすれば、全例の問い合わせに応じるのは現実的ではないでしょう。また、従業員からの相談に応じていると、「組織型は？」「検査所見は？」と、より細かい情報にとらわれてしまいがちですが、これらはあくまで補助的な情報であり、産業医が注目すべきは、そのようなことではありません。

　産業医として判断する際に必要なのは、従業員本人が病気と向き合えているか、病状を正しく理解しているか、就業に影響するような症状をきたしていないか、制限すべき業務はないか、などの観点です。病気の情報は、本人が主治医からどう説明を受けているかを基本に対応するとよいでしょう。情報が不足していれば、本人から主治医に確認してもらい、本人の理解を促したいものです。

　本人の理解が不十分な場合でも、検査結果などの客観的なデータを提示してもらうことで大まかな状況は推測することができます。最近は、医療機関で病状の説明をする際に資料を提示したり、書類に所見を記載してくれたりすることが多いため、本人と一緒にその内容を復習することで大筋は理解できます。それでも情報が不足するケースでは、産業医が主治医と直接連絡をとる選択肢もあるでしょう。しかし、従業員本人の理解が不十分なまま話を進めると、その後、業務内容を制限したり、職場と情報を共有したりと、本人が納得していることが前提の手続きになり、結局は本人の理解を深めていただくことが必要となってきます。今後の長い治療生活に必要な、病気に関するリテラシーを高めるためにも、最初に従業員本人に「この点について、病院できちんと説明を受けてきましょう」と指導を行い、本人の理解が深まるようにサポートしながら情報を得るとよいでしょう。

　筆者が従業員の主治医に病状についての情報提供を求めるケースには、次のようなものがあります。これはあくまで一部の例です。

本人の理解不足：

　従業員本人が主治医から聞いたという情報が断片的すぎて、病状の全体像がつかめない、矛盾点が多いなどの場合。例えば、がんで遠隔転移を認めたにもかかわらず、「早期であると説明を受けた」と本人が理解している場合、など。

本人が混乱している：

「病気の話は難しくて、よくわからない。まな板の上の鯉だ。すべて主治医の言うとおりにしていればいいから、わからなくていいや」など、本人が目の前の課題に向き合えずにいる場合。

業務等への配慮が必要か：

脳への転移巣を認めるという従業員が業務で自動車を運転することは可能か、Ⅰ型糖尿病のコントロール不良のケースで生活が不規則となるシフト勤務は可能か、免疫抑制剤やステロイド大量投与例でサービス業における接客対応が可能か、などについて適切な判断をするために、より専門的な知識を持った主治医の意見が不可欠となる場合。

また、主治医との情報共有は、産業医側が情報を得るためだけでなく、患者が働く職場はどのような環境か、治療と仕事の両立に関して会社がどんなスタンスでいるか、産業医などの産業保健スタッフが配置されているかなど、会社側の状況を主治医に知ってもらう目的で行うことも多くあります。主治医に対して返信を求める情報提供依頼ばかりではなく、診断を受けて「職場ではこんなふうにサポートしていきます」という連絡通知だけでも送るとよいでしょう。

2. 治療方針の決定に際しての検討事項

　病気の診断がつくと、次に直面する問題は治療方針の決定です。がん経験者である筆者が患者と産業医の両方の立場から、しっかり確認・検討してもらいたいことをあげます。

(1)そもそも複数の治療方針が提示されているか

　もともと治療方針が1つしかない場合もありますが、主治医の配慮により複数の選択肢が示されれば、治療と仕事の両立も、もっと違った形があったかもしれないと感じるケースがあります。すべての医療機関で正しく治療の選択肢が示されるとは限りません。より専門的な医療機関を受診すれば、もっと違う選択肢があるかもしれないという場合は、セカンドオピニオンを受けることもよいでしょう。

　セカンドオピニオンについては、主治医と患者の信頼関係を壊してしまうのではないか、その後の治療に悪影響を与えるのではないかと躊躇する従業員から、セカンドオピニオンを受けることの是非に関する相談が産業医にも多く寄せられます。患者本人の希望という形では角が立つ（と気になってしまう）のであれば、「産業医からの勧めがあったので」という建前で希望をしてもらうなど、産業医をうまく使ってもらうのもよいでしょう。

(2)まずは体にとってベストな選択肢を考えているか

　ある管理職研修会で、万が一、自分ががんと診断されたら、仕事はどうするか、どんなふうに治療と仕事を両立していきたいか、というテーマを取り上げました。ある事例を示し、まずは自分の配偶者や子供がこのような病気になったら、どんな治療を受けさせたいかを考えてもらいました。おそらく多くの人は、体調や病気の回復を最優先に考えた選択肢を選ぶでしょう。次に、あなたが仕事をしている今の状況で、自分のこととして治療を選択しなさいと言われたら同じ選択肢を選ぶかを尋ねたところ、「それはない」と即答した人が多くいました。しかし、あなたの家族からすれば、あなたが家族の回復を願うのとまったく同じで、あなたには仕事に関係なくベストな治療を選んでほしいと思うでしょう。

　仕事ありきで治療方針の選択をしようとすると、体調を最優先にした選択肢ははじめから候補にあがってこないことが多い印象を受けます。多少、体を犠牲にしても、仕事とのバランスを考えたくなるのです。しかし、当たり前のことですが、治療には多くの選択肢があります。それらを患者自身が慎重に検討し、また家族ともよく相談

して理解が得られたうえで、治療方針を選んでほしいものです。

　筆者も自身が罹患し治療方針の選択に迷った際、仕事を優先して必要な治療をやめてしまおうかと悩んだことがありました。結果的には必要な治療の継続を選んだのですが、治療が終わり、冷静になって考えると、生存率にかかわる治療内容より仕事を優先すると考えること自体、ありえないと思いました。しかし、診断当時はその「ありえないこと」がごく当たり前のように思えてしまう状況でした。本人は冷静なつもりでも、病気の受け入れ、将来への不安など、考えることが多すぎて、正常な思考ができなかったのでしょう。

　従業員が病気の診断を受けた際に比較的身近にいる産業医は、治療方針決定のプロセスを従業員と共有することで、このような混乱した思考で偏った判断をしていないか、見守ることができます。

　なかには、主治医が特定の治療方針しか提示しないという医療側の問題もあるかもしれません。もっと多くの選択肢をしっかり検討でき、違う治療方針を選択していれば、休職期間を短く設定できた、会社を退職しなくても済んだ、会社員人生をかけて準備してきたプロジェクトから外れずに済んだなど、その人の生活が大きく変わった可能性もあります。5年生存率など医療者が注目する治療結果の数値は大きく変わらなくても、そのプロセスの違いの影響がどのように出るかをしっかりと判断できるようになりたいものです。

⑶本人がしっかり考えて納得した治療方針であることが重要

　あらゆる治療の選択肢が出されたなかであえて選ばなかったのと、そんな選択肢があることを知らなかった、そもそも選択肢に入っていなかったのとでは、実際にその治療を選択しなかったことは同じでも、その後の影響に違いが出ることがあります。悪性の疾患は、診断時に大きなメンタルダメージがありますが、治療期間中や治療後にじわっとボディブローのように効いてくるメンタルダメージもあります。

　治療方針が複数提示されることは、患者にとっては、さまざまな生活スタイルを選べるというメリットがある一方で、はっきりとした見通しが立たないなかで自分の治療方針を自ら決めることになり、それはとても不安で怖いものです。医療職であればある程度、どんな選択をすれば、どのような転帰をたどるか、知識と経験からなんとなくでもイメージできるものがあるでしょう。しかし専門知識のない患者は、そのようなイメージができず、限られた情報で重要なことを決めなければなりません。これは、医療職が想像する以上に酷な決断ですが、それが正しいプロセスで導き出された答えであれば、「自分は正しい選択をした、これでよかったのだ」と自分を承認するこ

とができます。このことは、その後、患者にとって大きな心の支えとなります。

　長い治療生活のなかでは、「本当に治るだろうか」「もっと良い治療の選択肢があったのではないか」と不安になったり、日ごろは体調が良くても、熱が出たり体のどこかがちょっと痛かったりすると「病気の影響？」「病気の再発？」と不安になります。迷いや不安をまったく感じずに過ごすことは難しいですが、「じっくり考えて出した結論だから大丈夫」と自分に言い聞かせ安心できる材料があることは、不安を和らげる大きな力になります。

　治療方針について患者を必要以上に悩ませ、不安をあおることはよくありませんが、患者自身がある程度しっかりと悩んで治療方針を決めることは、治療の過程で重要なことであり、その際に相談できる人、聞き役になって背中を押してくれる人がいることは、患者にとってとても心強いことです。臨床の場では、このような役割の人が常にいるとは限りませんから、産業医がこのような役割を果たせることも知っておきましょう。

3.　産業医による両立支援のスタート

　治療の方針が定まったら、それを実行に移すために必要な環境が調整できるかの検討に入ります。ここで初めて「事業場における治療と仕事の両立支援のためのガイドライン」にある「労働者が、支援に必要な情報を収集して事業者に提出」のステップとなります。

(1)コーディネーターとしての役割

　その後、産業医の意見聴取、就業継続の可否判断、就業継続の場合はその配慮内容の検討と続きますが、実際には、職場の配慮が希望どおりにいかない場合は治療方針を見直すのか、それとも勤務を継続する・休むの判断を変えるのか、あらためて検討する必要が出てきます。これは前述の治療方針の検討と並行して進むほうが多いでしょうが、そのときに、会社の方針を聞いて、本人にフィードバックし、主治医が治療方針の代替案を出し、それに対する会社の対応を確認し……と進めていては、一刻も早く治療を始めたい疾患では時間がかかりすぎてしまいます。

　これらの手続きを一気に進めるためには、産業医がコーディネーターとなり、それぞれの意見を聞いて、方針の落としどころの「あたり」をつける役割が求められます。それが早い治療につながることになります。

⑵「しっかり休む」という選択肢が必要なとき

　職場で勤務を継続しながら病気の治療を受ける人が増えているのは良いことですが、そういう従業員が増えてくれば「病気になっても勤務することが当たり前」となり、「休む」という選択肢を選ぶのは良くないことと感じてしまう人もいます。しかし、身体的には問題がなくても、病気を受け入れきれず精神的に不安定な時期には、「しっかり休む」という選択肢も人によっては必要です。

　特にがんのように、病期によっては命にかかわるようなことが想定されると、「しっかり休む」ことは社会から距離をおくことになり、もしかしたらもうここには戻ってこられないのではないかと、仕事からの引退を決意するのと同様の覚悟が必要です。そのため、身体的につらくても、このような心理状態から勤務を継続したいと考える人もいるでしょう。

　しかし、無理が過ぎれば、仕事上のミスを招いたり職場で体調不良をきたして、かえって周囲に迷惑をかけることとなり、結果的には自身のメンタルダメージを大きくしてしまいます。また、無理を強いることで体力が低下し、治療効果への影響も懸念されます。

　産業医は、「働きたい」という従業員の気持ちに寄り添いつつも、医療者として患者を治療に専念させる必要があると判断しなければならない場面も想定されます。その場合、主治医は「会社と相談しながら、可能な範囲で勤務を」と患者に指示しているケースが多いため、職場と主治医の両者の意見を確認しつつ、産業医が中心となって方針を示すことが重要となります。

4. 治療方針を決めたあとの不安への対応

　治療方針が決まり、気持ちが一段落すると、次に多くの患者が考えるのは、自身の病気についてのより深い理解の探求と、治療プランの選択が正しかったのかの答え探しです。そして、少し長期的な視点を持つようになります。

⑴深刻度を正しく理解しているか

　診断名は同じでも、早期と進行期とでは状態はまったく異なります。インターネット上の情報に振り回されて、実際よりも悪い状態なのではないかと不安に陥る人は多くいます。逆に難病の場合は、やや深刻な状態であっても、情報がないために安易にとらえてしまうケースもあります。

　深刻度の理解は、今後、仕事と治療の両立でどうバランスをとっていくのかを考えるうえで重要な判断材料です。万が一、治療中の従業員がインターネット上の情報に振り回されてしまっている場合は、身近にいる産業医が、病状を正しく理解できるようにサポートできるでしょう。従業員本人の理解が不足していて産業医が状況を正しく把握できない場合は、産業医から主治医に情報提供依頼をすることで、より正確な情報を収集することが可能です。

⑵治療期間等について主治医から適切な説明があったか

　「治療と仕事の両立支援」のなかで、産業医として最も重要であり、かつ、判断が難しいのが治療期間です。治療方針を決める際には、手術をするのか、放射線治療なのか、抗がん剤治療なのか、治療環境は入院なのか、通院なのかなど、大きな違いは患者も理解できていますが、それがどのくらいの期間になるのか、あまりイメージできていないことが多い印象を受けます。

　治療の見込み期間については、患者の理解が不足しているというより、主治医からはっきり伝えられていないケースが多いようです。たとえばがんのケースでは、主治医からの説明が「まずは手術」であった場合、患者は手術をすれば治療は終了と思っていて、その後、抗がん剤や放射線治療など追加の治療が想定されていることを認識していないことがあります。がんは手術後の病理結果でその後の治療メニューが決まることが多いので、主治医としては何も告げていないわけではなく、「その後のことは手術の結果をみてから、ゆっくり相談していきましょう」と伝えていることがあります。

　しかし、職場の調整を図るうえでは、開始時から治療期間の「見込み」はとても重要になってきます。あとからあれもこれもと治療が追加になると、治療期間が延びて、従業員本人にも職場にも「想定と違う。こんなはずではなかった」という思いが強まってきます。したがって、治療方針を決定するころには、職場との調整のため、より具体的な治療期間の提示が望まれます。それを確認することも、産業医の役割として求められます。

多忙な職場での対応事例

　長時間残業が多く発生しているある職場で、がんと診断され、治療を受けることになった従業員がいました。病巣が広がり、リンパ節転移も認められ、Stage4の診断でしたが、かろうじて根治が見込めるレベルであり、まずは手術を実施することになりました。まだ告知を受けてまもない段階であり、その従業員もこの先どんな治療予定かまで考える余裕がなく、職場には「手術を受ければ治る可能性があると言われている」とだけ報告をしていました。多忙な職場であるうえに、メンバーの長期休職が避けられないとなれば、他の従業員の負担がどうなるのか、部署全体の負担がどうなるのかについても要注意です。産業医が治療期間中の対応を上司に確認したところ、「大丈夫、1か月くらいならどうにかしのげますよ」との回答でした。従業員本人も上司も、よくわからないがゆえに、「手術なら1か月くらいで戻ってこられるだろう」と、治療期間をかなり短く見積もっていました。

　さまざまな好条件が重なり1か月で職場復帰を果たせることもあるかもしれませんが、手術後に抗がん剤や放射線等の補充療法が追加される可能性が高く、その疾患においてはスタンダードな治療であることから、「抗がん剤や放射線治療まで想定すると、休職期間は半年になることもある。副作用が強かったり体力低下をきたしたりすれば、従来の業務に戻るには1年かかる可能性もある」と産業医が伝えると、上司は「それではメンバー全員がつぶれてしまう」と驚いた様子でした。

　その後、人事的な措置がとられ、1か月後には人員が補充され、この従業員の治療期間を無事に乗りきることができました。

　以前は、がん治療で長期休職を余儀なくされるとわかると会社を辞めてしまう人がいたため、治療期間については、「治療がうまくいけば最短でどのくらいの休職が必要か」と考えることも必要であったかもしれません。しかし、治療と仕事の両立をうまく進めるためには、職場側の心づもりや実際の準備も必要ですから、「治療期間が長くなることも想定される」という情報も大切です。

　このケースでは、治療はたいへんスムーズに進んだのですが、手術後に抗がん剤、放射線治療を行い、体力の回復を待って勤務を再開したのは治療開始から約7か月後でした。勤務再開後も抗がん剤の内服を継続していたため、従来のような残業の多い

生活は禁止され、業務量を軽減しながらの勤務となりました。もし治療期間中、職場が人員補充の手配をしないまま無理をしてしのいでいれば、その従業員も復帰後に無理を強いられて、業務を軽減する選択肢も限られてしまったでしょう。

　職場によって異なりますが、すぐに人員を補充することは難しい場合がほとんどです。治療のための不在が1か月ならと現人員のままどうにかしのいだところで「やっぱり治療が長くなりそうだ」と休職期間延長を告げられると、そこから人員補充に動いたのでは確保にさらに1～2か月かかり、結果的に人員減のまましのぐ期間が計2～3か月となります。これでは、上司が限界と感じていた1か月を大幅に過ぎてしまいます。

　治療を受ける従業員の業務を受け入れたとき、職場にとって負担がないことはありえません。産業医は患者の周囲にいる人のケアも重要な役割ですので、この負担をできる限り少なくできるように予測を立て、職場と連携することが望まれます。

　なお、治療期間の見通しを立てるのは、職場のためだけではありません。患者自身も、手術が終わって少しホッとしたところで「抗がん剤を使用しましょう」「放射線をやりましょう」というように、一山超えたら次の治療が提示されることが繰り返されると、終わりのない治療に疲弊してしまうこともあるでしょう。自分がこれから歩む治療の道のりがどれだけの時間をかけて進むものなのかを知っておくことは、患者自身にとっても必要です。逆に、病状が想定より軽く、受ける可能性のあった治療を受けずに済むのであれば、近道を発見できたような気持ちでうれしいはずです。

　主治医は病理の結果や治療薬への反応などがわかる前に治療予測という未確定の説明を嫌うことが多いため、あくまで「一般論」として、どんな治療を行う人が多いのか、最悪の場合、どのくらい治療が長引くのかを、従業員本人から主治医に確認してもらうとよいでしょう。

　上記のケースは、従業員の治療期間をしっかり確保し、他の従業員への負担を配慮する職場であったため、治療期間の見込みを伝えることがプラスに働いた理想的なものですが、ときには、治療期間が長くなるとわかったら、会社側が従業員にとって不利益な判断をするケースもあるかもしれません。職場にどのように伝えることが、会社、患者それぞれにとってベストであるか、状況を見極めながら実施することも産業医の役割となります。

⑶治療すること、治療しないことのデメリットに誰が責任を持つのか

　治療計画について具体的に上司に報告すると、その反応は上司によってさまざまです。

治療に理解がない上司への対応事例

　糖尿病コントロール不良で主治医から教育入院を勧められた営業職のBさんは、上司に相談したところ、「担当のお客様を持っているのに、2〜3週間も休むなんて、ありえないでしょう」と一蹴されてしまいました。予定していた入院もいったん白紙になりました。その後、定期健康診断結果で糖尿病が悪い状態にあることがわかり、産業医が面談したところ、上司とこのようなやり取りがあったことが初めてわかりました。

　このような場合、産業医はどのように対応したらよいでしょうか。

　医療職からみれば、入院が必要なのに、それを認めないのはひどい話だと感じますが、職場全体の業務をこなすというミッションを持っている上司の立場を考えれば、それを拒否する事情も理解できます。その従業員が治療を受けることにより、仕事が回らなくなる可能性があるというデメリットはありますが、一方で、治療をせずに放置した場合、症状が悪化し、もっと長い期間の療養が必要になるかもしれませんし、重篤な合併症を引き起こし、仕事を継続することが難しくなるかもしれません。上司には、両者のデメリットを十分に理解したうえで判断してもらう必要があります。そのためには、ただ「危険だ」「入院が必要だ」と告げるのではなく、治療しないデメリットとのバランスを検討できるよう、上司にわかりやすく伝える工夫も大切です。

　また、上司が「入院は許可できない」と判断するのは、その上司個人の判断なのか、それともその部署全体、さらには会社全体の方針なのかによっても、産業医の対応は変わってきます。会社全体では仕事よりも治療を優先させるという方針であれば、上司がその方針を理解せずに個人的に判断してしまったということになりますから、産業医は、その上司、さらにはより上の管理者に相談し、会社の対応方針を確認しましょう。万が一、会社全体が治療より仕事を優先させるという方針であれば、病気を放置した際のリスク（従業員の体調への影響だけでなく、安全配慮義務に対する管理者責任など）をきちんと説明し、そのうえでも判断が変わらないのか、確認しておく必要があるでしょう。

　なお、治療が必要な従業員が発生してから上記のような上層部へのヒアリングや調整を行うと時間がかかり治療に影響することがありますから、日ごろから、長期間治療を要する従業員が発生した場合、上司が判断してよいのか、それとも管理部門に報告を上げるのか、また最終的に誰の権限において決定するのかなど、会社の対応方針

についてあらかじめ確認しておくとよいでしょう。

ACP: アドバンス・ケア・プランニング　コラム

ACP (Advance Care Planning)、愛称「人生会議」とは、もしものときのために、患者が望む医療やケアについて、前もって考え、家族等や医療・ケアチームと繰り返し話し合い、共有することで、終末期医療の分野で広がってきている取り組みです。

「治療と仕事の両立支援」にも、この考え方は非常に参考になります。ACPにおける「終末期」を、「病気の治療が仕事に影響を及ぼす状態に陥ったとき」に置き換えて考えてみましょう。

誰でも大きな病気やケガをする可能性があります。もしそうなった場合、自分はどうしたいのか、どうにかして仕事を続ける方法を探りたいのか、休養を優先したいのか、などを前もって考え、家族や同僚、産業保健スタッフと共有しておけることが理想です。従業員一人ひとりがこれらを考えることは、自分が病気になったときだけでなく、同僚として治療と仕事を両立する人を理解することにも役立ちます。

誰もが両立支援をより身近に考えることが、両立支援の普及につながるのではないでしょうか。

フェーズ3
治療期間（初期）
―主治医に聞けない不安への対応と就業可否の判断―

　産業医が「治療と仕事の両立支援」を行うなかで、最も関わりが少ないのは、従業員が治療を開始してまもない時期でしょう。この時期は主治医の果たす役割が大きく、産業医としては「主治医におまかせ」の部分が多いと言えます。しかし、この時期にも産業医が果たせる役割があります。

1. 気軽に病気の話ができる身近なサポーターとして

　「主治医におまかせ」でうまくいくのがいちばん理想的ですが、これが成り立つかどうかは、その従業員が主治医とどのような関係性を築けているのか、家族や友人など相談相手はいるのか、家族は病気に対してどのように感じているのかなど、患者の事情によってさまざまです。

　長い治療生活を乗りきるためには、サポーターとなる人、相談相手が必要です。しかし、主治医には忙しそうだからと遠慮してしまったり、家族や友人には距離が近いがゆえに本当の気持ちを言えないこともあります。また、同僚など周囲の人は気を使いすぎて、病気のことを話題にしてよいものかと迷い、あえてその話題を避けようとすることが多い印象を受けます。一方、患者本人は、芸能人が治療生活をブログに綴るように、病気のこと、治療のことなど、いろいろと話したいと思うこともあるでしょう。何か悩みがあって的確なアドバイスがほしいというよりは、胸の奥にたまっているモヤモヤを吐き出してしまいたい、誰かにちょっと聞いてほしいと思うときがあります。お年寄り同士であれば、お互いに病気の話をしあうという場面を多くみますが、働き盛りの世代は、お互いに打ち明けあうようなことには、なかなかなりません。

　そんなときに、医療職で身近にいて病気の話に抵抗がない人は、ちょっと便利な存在です。他愛もない治療生活の話に耳を傾けるのも、産業医の大事な役割でしょう。

2. 治療期間中のお金の問題

　治療期間中の相談内容で意外に多いのは、お金の問題です。治療方針を決めるとき、保険の範囲内の治療であれば、診察室でお金の話はほとんど出てきません。主治医によっては、治療費がどのくらいかかっているのか知らないこともあるでしょう。しかし、いざ治療を開始してみたら、思っていた以上に治療費が高い、仕事を休んでいるから先々の収入面、生活費が心配など、悩みはより現実的なものになってきます。有給休暇の日数やその他の休暇制度があるか、手当金など治療中に受け取れるものはないかなどを確認し、あらかじめ治療方針の選択時に試算しておくとよいでしょう。また、難病の認定を受けることにより治療費の問題が解消されることもあります。

　臨床の場面では、お金の面の相談は医師ではなく他のスタッフが行っていることも多いようですが、職場内の唯一の医療職である産業医は、他のスタッフに任せることができませんので、産業医自身が知識を身につける必要があります。金銭面で役立つ支援制度などについては「Ⅲ　知っておきたい両立支援に役立つ知識」（67ページ）で紹介していますので、参考にしてください。

3. 入院直前に無理な勤務をしていないか

　治療方針も決まって、「○月○日から入院」と予定が立っている場合に、しばらく仕事を休んでしまうから職場に迷惑をかけないようにと、入院直前までめいっぱい働こうとする人がいます。新型コロナウイルス感染症の流行以降は、リモートワークが普及した結果、入院先まで仕事を持ち込むケースも出てきました。

　入院中も仕事が気がかりで落ち着かない気持ちは理解できますが、一方で、病状が悪く体重減少をきたしている、基礎疾患がありコントロールが悪いなど、入院・治療開始前や入院中は体調回復に努め少しでも良い状態に改善させておきたいケースもあります。場合によっては、治療開始前に十分に休養をとらせ、治療に備えた体調管理を進めさせることも必要です。それでも仕事をしようとする人には、入院時に体調不良や発熱を認めると、手術が延期になり、一からスケジュールを組みなおすことになると説明すると、そこまで考えていなかったとの反応がほとんどです。

　なお、感染症流行時には、入院前に一定期間リモートワークを導入し、不特定多数の人との接触を減らすなどの対応も検討するとよいでしょう。

4.　職場に病気をどう伝えるか

　まとまった期間、仕事を休む、あるいは不規則な勤務になる、という場合、周囲にどのように説明するかが問題になります。ありのままを伝えてもらってかまわないという人がいる一方で、本当の病名を伝えたら、どのように思われるかわからないから、病名は伏せてほしい、治療中であることを伝えてほしくないと希望する人もいます。

　どちらが良いという正解はありませんが、筆者の経験では、具体的な診断名は告げないまでも、治療中であることを完全に伏せることは難しいと考えます。治療により不規則勤務や頻回な休暇取得が発生する、つまり従来どおりの勤務ができなくなれば、その分の業務を周囲がサポートすることになりますから、それなりの理由の説明が必要です。「ちょっと難しい病気で、治療に一定期間を要する」など、同じ職場の人の気持ちも考慮して、どのような説明がよいかを治療を受ける従業員と一緒に考えてみましょう。

　一方、正直に病名を伝えた場合、周囲がどのように受け止めてよいかわからず、困ることもあります。フェーズ2で患者が自身の病気を正しく理解できないことがあると説明しましたが、それと同様に職場の人も、病名からさまざまな状況を想像し、ときにはより深刻に考え、どう対応すればよいか困惑するかもしれません。また、身近な家族を同じような病気で亡くした経験のある人は、より思い入れが強くなり、過剰な対応をするケース、亡くなってしまった家族を思い出し、つらいと感じるケースがあります。

　職場の人へのケアは、産業医にしかできない仕事です。治療を受ける従業員の状況を職場に説明したあとは、職場の管理者と連携しつつ、周囲の人に対して産業医による傾聴や相談が必要ないかも確認しましょう。

5.　就業可否や就業条件の判断

　「事業場における治療と仕事の両立支援のためのガイドライン」では、「労働者からの情報提供」が両立支援のアクションの第一段階とされています。従来の一般的な流れは、主治医から「要休養」などの診断書が提出され、それに対し一定期間の休職が認められるというものです。この流れについて、異議を唱える人はあまりいないでしょう。理想的な流れは、提出された診断書を参考にして産業医がその休職が適切かを判断する、ですが、多くの職場では、診断書が提出されると自動的に休職の手続きが進

められています。

　しかし、このときに「休職する」「短時間勤務を行う」「在宅勤務を行う」などのさまざまな選択肢があれば、どれは許可できて、どれは許可できないかを、産業医が判断できます。従業員の健康状態や就業の内容はさまざまであり、その組み合わせは無限にありますから、「この場合はここまで」などと法律やガイドラインで具体的に定められたものはありません。一律に決めることができないからこそ、従業員の健康状態と職場の状態の両方を確認することができる産業医が、ケースごとに判断する意味があるのです。

　臨床の場では健康状態が優先されますから、判断に少し迷うケースでは「大事をとって、少し長めに休養、より負担の少ない業務」と考えてしまいがちでしょう。しかし、職場の状況として、周囲の人によるサポートが限界に近づいていれば、患者が大事をとることと周囲の人にかかる負担とのバランスをどのあたりでとればよいか、ギリギリのラインを判断することが求められます。ここが産業医の腕の見せどころです。

　そして、いかにして絶妙な線引きをするかを考えれば、自然と「治療状況等に関する情報」が必要となってきますし、プレ・フェーズ（25ページ）で述べたような職場の状況も細かく知りたいと確認することになるでしょう。

　表7に、両立支援の検討に必要な情報を示しました。産業医によっては、ガイドラインにあげられているから主治医にこれらの項目を確認する、と事務的に進める方もいるようですが、本来の目的を理解し、必要な情報を取捨選択しましょう。なお、必要な情報のなかに「業務遂行に影響を及ぼしうる症状や副作用」とありますが、どのような点に注目してこれを検討するかがとても難しく、かつ、最も重要なポイントと言

表7　両立支援の検討に必要な情報

> ア　症状、治療の状況
> 　　・現在の症状
> 　　・入院や通院治療の必要性とその期間
> 　　・治療の内容、スケジュール
> 　　・通勤や業務遂行に影響を及ぼしうる症状や副作用の有無とその内容
> イ　退院後又は通院治療中の就業継続の可否に関する意見
> ウ　望ましい就業上の措置に関する意見（避けるべき作業、時間外労働の可否、
> 　　出張の可否等）
> エ　その他配慮が必要な事項に関する意見（通院時間の確保や休憩場所の確保等）

出典：厚生労働省「事業場における治療と仕事の両立支援のためのガイドライン　令和5年3月版」p.6

えます。

　その人の仕事内容やおかれている環境を確認する際には、プレ・フェーズで示した「従業員の状況」と「会社の状況」に着目してみましょう。ただし、これがすべてではありませんので、日ごろから従業員がどのような仕事をしているかを理解しておくことも産業医の役割です。

　繰り返しになりますが、注意しておきたいのは、両立支援のスタートは「労働者からの情報提供」であることです。ときどき、職場で上司に病気治療中であることを報告すると「診断書を持ってきなさい」と上司が指示するケースを見かけますが、申し出はあくまで従業員側からの希望で行われるものであって、上司に言われて行うものではありません。上司としては「それがよいだろう」と考えて指示するのでしょうが、当の本人は問題なく仕事をこなしており、「上司に言われたから診断書を出した。業務上の配慮を求めるつもりはなかった」と、後々対応に困るケースがあります。病気による就業上の措置は、あくまで従業員本人のアクションからスタートすることを忘れないでおきましょう。

　なお、体調不良ですでに業務に支障をきたしている場合は、この限りではありません。

6. 治療しながら勤務継続を望む場合

　長期にわたり通院治療する際に、勤務をどこまで認めるかは、とても判断が難しいものです。

　例えば、抗がん剤の点滴治療を通院で半年（全6クール）継続する人がいるとしましょう。治療薬の内容によっても異なりますが、筆者の場合は、ある程度の副作用が出る可能性があれば、原則として1クール目は自宅療養を勧めています。出勤あるいは在宅勤務をすると決めてしまうと、万が一、体調不良を自覚しても、無理をしてしまいがちです。そして、勤務をしているとさまざまなバイアスがかかり、どこまでが薬の反応によるものか、はっきりしません。点滴をした日とその翌日はだるさと吐き気が強い、数日後に消化不良や便秘になりがち、2週間後は一見元気だが骨髄抑制がみられるなどと、1クール目で一連の体の反応を確認しておくと、その後の治療生活をどのように送っていくか計画しやすくなります。例にあげたケースでは、点滴をして2日間は休養を優先、その後1週間は出勤、骨髄抑制が出やすい期間は在宅勤務を併用、その後、次のクールまでは出勤としました。

　治療が長期にわたるものほど、徐々に副作用による体調不良が蓄積していきますので、休養と勤務のベストなバランスを考え、副作用によるダメージを最小限に抑える工夫をしましょう。

7.　副作用とのつきあい方

　副作用については、主治医が管理する領域であり、産業医は関係ないと考えていないでしょうか。もちろん、副作用の対処については主治医に対応してもらうべきことです。しかし、職場で勤務のサポートをしていると、主治医と相談できていないケースに遭遇します。

　最近は患者に対して事前に治療に関する説明が十分されるようになりました。薬を使った際の副作用も書面で説明を受けて、それを相談時に持参する人がいます。そこに「薬を使うと嘔吐がある、頭痛が出る、皮膚の炎症が強くなる」などと書いてあると、それらの症状が発生したときに、「これは薬による影響だから、仕方のないもの、我慢すべきもの」と考えてしまいがちです。副作用に対して対症療法を行うのは、医療職の立場からすれば当然と考えますが、知識の少ない患者からすると「副作用は予定どおりのもの＝様子をみるしかない」と考えてしまうようです。そのような従業員に「遠慮なく主治医に相談してよいですよ」と後押しすることも、産業医の大切な役割です。

　勤務に影響を及ぼすほどの症状があれば、患者本人が主治医に報告して、患者本人と主治医で相談してもらうのが理想的ですが、それができていないケースで産業医から主治医に問い合わせると「会社が大丈夫ならOK」「本人が大丈夫と言うならOK」と回答され、産業医の判断が求められることが多くあります。このような場合、治療への影響を評価するだけでなく、受け入れ側である職場の負担を評価し、その軽減のために、思いきって治療中の従業員を休ませる決断も必要となります。その場合には本人にも納得してもらえるよう、時間をかけて説明することも大切です。

8.　方針変更への対応は柔軟かつ慎重に

　一方、当初は「治療期はしっかり休んで体力を温存しよう」と考えていた人も、しばらくすると診断時のメンタル的な落ち込みから回復し、治療による体力的なダメージ

も結果的に少なかったということもあるでしょう。「3か月間の自宅療養を要する」と診断書に明記されていたので休職したけれど、この状態なら3か月も休まずに働けるかもしれない、しかし今さら早期の復職を申し出てよいのか……と考えるケースもあります。

　職場のルールによって対応の可否は異なるかもしれませんが、筆者は、方針変更は遠慮なくするべきだと考えます。安易な心変わりではなく、治療の見通しを立てる際にはわからなかったことがわかってきたがゆえに変更するのであれば、職場に対応してもらえるよう産業医としてサポートしたいものです。

　ただし、休職が長期に及んでいるような場合、治療による副作用の有無ではなく「このまま休んでいてよいのか」という精神的な不安から仕事への復帰を望むケースもあり、注意が必要です。従業員がどのような理由で変更を希望しているのか、十分に勤務できる体力があるのかなどについて、メンタル疾患の復職判定をするときと同じように、病名ではなく事例性に注目して評価しましょう。

　休職中は主治医管理となるため従業員と産業医との接点は少なくなりがちですが、このような方針変更による勤務希望のほか、休職を選んだことに対する後ろめたさや治療に対する不安への対応など、産業医がサポートできることは多くあります。治療期間中でも定期的な状況確認や相談対応は継続したいものです。

リモートワークについて　コラム

　新型コロナウイルス感染症の流行を契機にリモートワークを導入する企業が増えてきました。治療と仕事の両立を考えるとリモートワークはとても便利な制度のように感じますが、筆者は、その許可は慎重に行うべきと考えています。

　ある企業で、「Aさんは出勤時に体調不良をきたすことがあるので、調子の悪い日はリモートワークを許可して様子をみています」と報告を受けたことがあります。職場の担当者は体調不良者にも柔軟に対応できていると満足しているようですが、産業医の立場から考えれば疑問だらけです。Aさんの状況を詳しく聞くと、プロジェクトで多忙な日程が続いたあとから、起床時のめまいが頻回に起こるようになってきた、電車に乗るとめまいがひどくなるが自宅でパソコンに向かっている分には軽度のめまいでどうにかなる、というものでした。このため上司は家で勤務すれば問題ないと判断していたのです。

　本来、出勤に支障をきたすほどの体調不良であれば、勤務に耐えうる体調ではない

として、医療機関受診を指示し、自宅での休養を優先させるべきです。Aさんの場合はプロジェクトによる寝不足続きという背景もあり、症状の改善には十分な休養が必要なことも想定できます。また、めまいの原因もはっきりしないため、医療機関できちんと診断治療を受けることが望ましい状況でした。リモートワーク制度があると、このような状況下でも無理をして勤務を成立させてしまうことができ、診断や治療の開始が遅れ、より体調を悪化させる環境をつくりかねません。また、万が一、体調が悪化した場合、出社しての通常勤務よりも管理者の目が届きにくく、治療に専念させるなどの判断がさらに遅れるリスクもあります。

　一方、リモートワーク制度によって治療と仕事を両立できる人がいるのも事実です。在宅勤務を認める場合、筆者は以下のような点に注意して可否を意見しています。

- 診断や治療方針がある程度明確になっているか。
- 副作用などの症状出現はある程度予測がつき、対処方法も心得ているか。
- 体調の悪化が認められた場合、どの段階で勤務より休養を優先させるか決まっているか。
- 通勤を回避することが負荷軽減につながっているか（目が行き届かないデメリットより、通勤負荷軽減によるメリットのほうが大きいか）。
- 勤務時間、業務量の管理方針が明確になっているか（物理的距離があっても、管理者が管理でき、安全配慮義務を十分に果たせる体制にあるか）。

　リモートワークに対する考え方は会社によってさまざまです。一律に良い、悪いと決めるのではなく、ケースバイケースで対応しましょう。

フェーズ4
治療期間（ベテラン期）
―自己管理とメンタルケアへの対応―

　両立支援で扱う疾患は、長い期間にわたり治療を必要とするものがほとんどです。診断を受け治療を開始したときの問題と、長い治療期間を経て出てくる問題は異なります。ここでは、長い治療期間を経た後を「ベテラン期」とし、留意点などをまとめてみました。

1. 治療の長期化により発生する問題

　抗がん剤治療のような繰り返しの治療では、だんだんパターンが読めてくることにより安心できる人がいる一方で、慎重さに欠ける人も目立つようになるのがこの時期です。仕事を優先しがちで通院間隔がいい加減になる、残業禁止であったはずなのに残業をしている（周囲も、大丈夫そうだと残業をさせている）など、最近は体調が良いからと安心しすぎるケースがあります。長期的な治療の場合は、状況が良くても悪くても定期的に経過を確認しておきましょう。

　問題は、慎重さに欠けるケースばかりではありません。例えば、初期の検査や治療で予定より多くの有給休暇を使ってしまい、今後の通院のための休暇日数が不足してしまうと悩んでいる人もいます。本来なら月に1回医療機関を受診しなければならないところ、休暇日数が不足してしまうからと2か月に1回の受診になっていることがあります。間隔をあけることが治療上の問題にならなければよいのですが、月に1回の間隔での受診が必要と主治医が考えているならば、産業医から会社側に通院のための時間確保の必要性を説明しましょう。その必要性を会社が認めてくれれば、多くの場合、会社側が検討し、その時間の労務管理上の取り扱いについて何らかの結論を出してくれます。

　このような問題は、治療途中や体調不良になってから検討を始めると、会社側の結論が出るまでに時間を要することがあります。治療初期の段階で治療予定と必要休暇

日数の試算をしておき、休暇日数が不足しそうな場合は、会社とあらかじめ取り扱い
ルールを決めておくとよいでしょう。

2.　副作用の蓄積に注意

　治療が長期化しているケースは、治療経過が良いものばかりとは限りません。むし
ろ、治療が予定どおりに進まなかった、病状が深刻化してきている、といった悪い
ケースが多くあります。

　例えば、当初は勤務を継続しながら抗がん剤治療を行おうと計画していたが、薬を
繰り返し使用することにより副作用が蓄積してきて、当初より勤務がつらいと感じる
ケースが出てきます。このため、治療開始後、一定期間経過したケースに対しては、
体調変化の確認が必要です。多くの人は抗がん剤治療は初めての経験なので、当初問
題なければ「この程度なら大丈夫、このままの状態が続く」と副作用の蓄積を想定して
いません。一定期間経過したところで、「この時期に当初よりも副作用がつらく感じる
人がいます。あなたはどうですか？」と確認し、万が一、副作用の影響が強く、勤務
継続に不安を感じるようであれば、一時的にでも休養を優先させることも必要です。
会社側が柔軟に対応できるのであれば、短時間勤務や業務内容の変更等でその状況を
切り抜けることもひとつの方法でしょう。

3.　長期化ゆえのメンタルダウン

　前述のように、大丈夫だと思っていた副作用が出てきたり、治療の効果があがらず
に治療期間が長くなってきたりと、当初の想定と違うことが起こると、「この治療で大
丈夫だろうか」「治療はいつまで続くのだろうか」と不安が強くなるものです。

　診断当初は一見、元気にふるまっていた患者も、治療経過が悪くなってきた段階で
自身のおかれた状態に向き合うことになり、急に不安を訴えたり、状況を受け入れき
れずに周囲に感情をぶつけることがあります。主治医は、もう治療経過が長いのだか
ら十分に受け入れているだろうと考え、初期のように時間をとって患者と話すことは
少ないようです。

　このようなケースでも、身近にいる産業医が、治療を続ける従業員の不安を聞き、
病気に対する理解を徐々に深めていくサポートができます。職場の健康管理を行う

「産業医」としての仕事からは少し外れるかもしれませんが、治療に不安を抱える従業員が相談できる窓口が医療機関には少ないため、現在の治療環境においては産業医が「身近な医師」として、このような役割を求められるのではないかと考えます。

フェーズ5 治療終了
―勤務再開、通常勤務への復帰に向けた支援―

1. 治療終了により生まれる新たな不安

　長期にわたる治療を終了し通常の生活に戻れることは、たいへん喜ばしいことですが、患者は医療職が思っているほど晴れ晴れとした気分ではないかもしれません。これは筆者が自身の治療生活を通して感じ、さらに多くの両立支援のケースを経験するなかで気づいたことですが、治療が終わったことの達成感を味わうと同時に新たな不安感とつきあう期間がスタートします。

　しっかりと手術後の痛みに耐える、薬の副作用に耐えるなど、治療期間中は目標がはっきりしていて、それを達成することで「治療をしている」「病気が良い方向に向かっている」という実感があります。しかし、「治療は終了。でも再燃、再発があるかもしれない」となったときに、それまでの気持ちをどこに向けてよいかわからなくなります。治療終了を告げられ、通院間隔が長くなり、心強いサポーターであった主治医との距離ができると、その不安はさらに増します。なんとも言えない漠然とした不安感に襲われるのです。

　産業医面談を行うと、「再発しないためには、どんな食事をすればよいか」「どんなことに注意して生活すればよいか」という質問が出てきます。より不安が強い人は「運動して大丈夫か」「遠くに出かけても問題ないか」と、治療生活前にはふつうに行っていたことでさえ、大丈夫かと不安になっています。通常の生活を取り戻すためにがんばって治療を受けてきたのに、その生活を安心して送れない心理状態です。自身が治療者側であったときは、治療終了は喜ばしいゴールであり、患者がこのような不安を抱いていることに気づかずに過ごしていました。

　治療者と時間的にも物理的にも距離ができてしまうこの時期には、治療を終えた従業員の身近にいる産業医がこの不安な気持ちに耳を傾けることができるでしょう。不安を取り除く明確な答えは示せませんが、従業員に寄り添い傾聴することができます。

2. 治療終了後の経過観察を適切に

　この時期には、漠然とした不安だけでなく、「責任ある仕事を担当したときに、再発してしまったらどうしよう」「治療期間中、周囲に迷惑をかけてしまったのに、また迷惑をかけるようになってしまったらどうしよう」と、仕事面での不安を訴える人もいます。ほかにも、「これまで休んでしまった分を取り返そう」といつも以上にがんばってしまい、疲れてしまう人もいるでしょう。治療終了後、どのような心理状態かは従業員ごとに異なりますので、この時期の状況を把握しておきましょう。

　この時期に治療面で気をつけたいのは、通院の間隔があくこと、さらに治療が済んだという安心感が合わさり、定期通院を中断する人が出てくることです。自己判断での通院中断後、病期が進行してからようやく再発に気づくケースは、決して珍しくありません。体調が良好、勤務も問題なく行えているという場合でも、健康診断の事後措置面談の機会を活用するなどして、その後の経過観察期間も適切に対応できているか、できるだけ確認しましょう。

　なお、診断後ずっと自宅療養を続けていた従業員が勤務再開となり、このフェーズからスタートするケースもあるでしょう。その場合はフェーズ1～4のケアが抜けている可能性があります。就業上の配慮が必要なケースについては各フェーズの項目に戻って対応を検討しましょう。

体調の悪化、または再発
―治療の効果がみられず、病気が徐々に悪化した場合の対応―

1. 就業不可の判断基準を決めておく

　根治の見込みがあれば「しっかり治してから仕事をがんばりましょう」と言えますが、体調が悪化傾向である場合に「休みましょう」と告げることは、退職を指示するのと同じような意味を持つことがあります。

　また、職場としては「そんな状態で出勤されても対応に困る」と感じることがある一方で、このような体調の従業員に「仕事になっていない」「職場の負担が大きい」と告げるのは人の道に反するのではと、あえて伝えることもできずに我慢しているケースもあります。

　従業員が進行性の病気で根治が難しい場合、どこかの段階で「就業不可」と判断しなければならない状況となるでしょう。しかし主治医も従業員本人も「会社が受け入れてくれるなら勤務を続けたい」と就業不可の判断は行わないことが多く、そうなると産業医が明確に判断する必要が出てきます。治療と仕事の両立を進める場合は、どのような状態になったら就業不可とするのかをあらかじめ決めておくことで、病状が進行した際にスムーズに対応できます。

パーキンソン病患者へのサポート事例

　Bさんは体の動きが徐々に悪くなり、40代でパーキンソン病の診断を受けました。もともとは外回りの仕事をしていましたが、症状の悪化に伴い、会社はBさんを内勤の仕事に配置転換し、業務内容も徐々に負荷が少ないものへと変更していきました。主治医からは「職場が受け入れ可能であれば、無理のない範囲で働きましょう」と指示され、会社側もそうすべきと考えていました。その後、認知力低下も加わり、指示したことを忘れる、作業スピードが著しく遅いなどの問題

が生じ、とうとう他の従業員は30分程度で済ませられる仕事が1日かけても終わらない状態になっていました。

　その頃には体調不良で休むことが増え、ようやく産業医への相談につながりました。主治医のもとで治療を受け安定していると思っていたところ、想定以上に進行が速いケースでした。片道1時間以上かかる通勤も継続が難しい状態であり、治療に専念してもらうことになったのですが、そこで前述のような業務パフォーマンスの低下も発覚しました。さらに、同僚からは「トイレに行くと自分でベルトをはめられず、その場にいる人が手伝ってあげていた」「執務室の入り口でセキュリティカードで開錠しても、動きがゆっくりだったため扉を開ける前にロックがかかってしまい、1人で部屋の出入りもできなかった」と、介助することが増えていて周囲の負担になっていたことの不満が報告されました。周囲は、病気なのだから仕方ない、できる限りのことはしなければならないと考えて、かなり無理をしていたようです。

　会社の管理部門は職場にまかせてしまい、まさかそこまでの状態になっていることに気づかないまま。「職場が受け入れ可能」とはどの段階なのかを職場ともBさんともよく相談して、早い段階で目安を決めておけばよかった、怪我することはなかったが通勤に伴うリスクが大きかったなど、産業医としてもさまざまな反省点があったケースでした。

フェーズ7（特別フェーズ）
終末期、自宅療養期
―産業保健スタッフにできるサポートとは―

1. 正解がないなかで何ができるか

　この時期は、何を生きがいにするかなど終末期医療の分野となってきますが、産業医にはまったく関係ないというわけでもありません。最期まで働いていたい、会社とつながっていたい、何か目標となるものがないとつらい、という従業員も多くいます。

　就業不可の状態であっても最期まで職場とのつながりを持っていたいと従業員が感じる場合、その窓口がどこになるかは事業所によってさまざまです。それが同僚や上司である場合、病気がシビアな状態になれば受け止めきれないこともあります。従業員自身も、元気に働いている同僚の話を聞いて、自分の状況と比べ、つらく思うこともあるでしょう。

　このいずれの場合も、職場の産業保健スタッフがサポートすることはできます。

> **末期頭頸部がん患者へのサポート事例**
>
> 　Cさんは、頭頸部がんの末期で体力も落ち、ときに食事もままならないことがありました。患部から出血があり貧血になるなど、病状は一進一退を繰り返していました。主治医からは「すでに手を尽くし、できる治療はない。あとは緩和ケア科で相談するように」と指示されていましたが、一方の緩和ケア科では「日常生活を送れるうちは、自宅で好きなことをして過ごしてください」と言われ、相談窓口がどちらにもない状態にありました。
>
> 　すでに自宅療養に入っていたので、産業保健スタッフは他の休職者と同様、定期的にCさんの経過確認を行っていました。医療職からみれば職場復帰の可能性はもう期待できない状態でしたが、本人はまだ復帰の可能性を信じており、「少し体調が安定したら、短時間勤務でも考えましょう。勤務再開できるよう、まず

は落ちた体力を取り戻しましょう。食事をとって、近所を散歩して」とショートステップの目標設定を行いました。本人に期待させてしまうのは正しい対応なのか悩みながら、その後も定期的な面談や電話相談を継続し、「駅から会社まで歩いて、前回より良い」とか、「最近、食事がとれない」など、直近の様子を伺いました。その間も病状は一進一退の状態が続き、その後、徐々に進行していきました。

　最後の電話のやりとりでは、「たぶん仕事に戻るのは難しいとは思っていたけれど、戻れる可能性があると思えたことは、生きる張り合いになった。がんばって体力も維持したし、それで妻と散歩することもできた。定期的な相談があってよかった」とコメントをいただきました。

仕事一筋で生活してきた人が、終末期を迎えたときに「好きなことをしてください」と言われても、「好きな仕事をする」という選択肢はありません。割り切って旅行に行くなどの終活ができる人もいますが、皆がそんなに強い人とは限りません。

　この時期の対応では何が正解なのか、明確な結論はありません。さらには、それは産業保健スタッフの仕事ではないと感じる人もいるでしょう。しかし、「治療と仕事の両立支援」を考えた場合、職場復帰の見込みが低い人も対象とし、このような対応があってもよいのではないでしょうか。

最後は、医師の倫理観。自分の家族が同じ立場だったら、どうするのがベストと考えるのか　コラム

　産業医の先生方から両立支援の対応についてご相談いただくなかで、「自分の専門分野と異なる疾患の対応は不安である」という声は少なからずあります。しかし筆者は、むしろ専門分野ではない疾患のほうが適切な対応がとりやすいと考えています。

　産業医は、主治医ではなく、あくまで職場でのコーディネーターとして対応しなければなりません。例えば、自分の専門分野のがんにかかった従業員がいると、「○○の検査結果はどうだったか」「○○の検査は実施したのか」「どんな手術をしたのか」と、ただ主治医の治療内容を確認するような面談になってしまいがちです。さらに、「○○の検査はしていないのか、おかしいなあ」「○○の薬は出ていないのか」「○○先生？　聞いたことないなあ」など、主治医の治療に疑問を呈するような発言をして、従業員の不安を増強させていることがあります。医療職として責任感の強い医師ほど、ちょっとしたことが気になってしまいますが、面談の場では特に「産業医」と「主治医」の立場の違いを意識し、産業医として専門的なこと以外に目を向けるよう意識しましょう。

　専門分野ではない疾患の相談については、医療職としての一般的な知識をもとにアドバイスをすればよいでしょう。相談をしてきた従業員には、その分野の専門家ではないことを説明したうえで、相談に応じましょう。筆者が対応するケースの多くは、「主治医の先生から説明を受けたけれど、説明が専門的すぎてわからないから、かみ砕いて説明してほしい」との相談です。患者に向けた説明ですから、その分野の専門でなくても対応可能なことがほとんどです。

　その他の相談としては、医療的な知識よりは、自分のキャリアをどう考えるか、家族とどのような時間を過ごすかなど、医師としての専門性を超えたものが多くあります。対応する医師の人生観や倫理感といった範囲で応えることとなるでしょう。

　それでは、これらをどう身につけていくのか。残念ながら、一朝一夕に身につくものではありません。多くの相談に応じるなかで、診察室の外では患者はこんなことに悩んでいるのだと学び、培われていくものです。

　どんなテキストを読むよりも、目の前の従業員から生の声を聴くことに勝ることはありません。さまざまなケースの面談を通して、アドバイスの引き出しを増やしていってください。

（東川麻子）

III

知っておきたい
両立支援に
役立つ知識

ふだん産業医が接している会社の「従業員」が、どのような会社の決めごとのなかで働いているのかを知ることは、「治療と仕事の両立支援」を進めるうえで非常に重要です。両立支援に関して産業医が会社側に助言をする際は医師の専門性をもって行うことが基本となるでしょうが、その先を会社側がどのように考え、どう判断し、どういった支援を行うかは、労働安全衛生法はもとより労働基準法（以下、「労基法」とします）や労働契約法、民法など関連する法律や、会社が任意に定める制度によって規定される部分も少なくありません。そうした諸条件のなかで同時に医学的要件を満たす最適解を見いだすことが大事になってきます。

　第3章では、産業医として「治療と仕事の両立支援」の実務に携わる際に知っておくと役に立つ、主に労務管理制度や賃金制度（経済面）、利活用可能な外部リソースなどについて解説します。

1
知っておきたい労務管理上の留意点（休職制度・休暇・勤務制度ほか）

1. はじめに

　一般的に、傷病により長期で欠勤しなくてはならないときは、労働者（以下、「従業員」とします）は当然に休職できると考えるかもしれません。しかし、それが労災（業務に起因する病気やケガ）ではなく私傷病（業務外の事由による病気やケガ）である場合、比較的規模の大きな会社では期限を設けた傷病休職制度を整備しているところもありますが、会社によっては休職制度がないこともあります。休職制度がない場合は、有給休暇を使いきって、その後も欠勤が続く場合は退職せざるをえないということになります（あくまでも法令と会社の制度上の考え方として、です）。

　会社で働くということは、「労働契約」に基づき、従業員は労働の提供をし、その対償として会社から賃金の支払いを受けるということです。この契約上、従業員が約束している「労働」を会社に提供できなければ（契約上の債務不履行）、解雇事由に該当します。そうすると、労基法上は、会社は30日前に予告するか30日分の解雇予告手当を支払えば、従業員の解雇ができる（従業員は解雇される）ことになります（労災による休業の場合については「【コラム】労災保険について」73ページを参照してください）。

　意外かもしれませんが、労基法で休暇等についての定めがあるのは、勤続6か月以上の従業員には誰でも与えられる「年次有給休暇」（法第39条）のみです。それ以外の制度はすべて法律の定めはありません。つまり、上記の傷病休職制度も会社独自で定める制度であり、一般的には「福利厚生」として考えられます。会社はそれらの制度を導入する義務はなく、もし導入する場合は、原則として、各会社が作成する「就業規則」により取り扱われるのです。

　したがって、産業医をしている会社の従業員が傷病により長期の欠勤をしなくてはならない状況が生じたときは、まずはその会社の就業規則を確認することが必要です。一般的な会社では、就業規則を作成する場合、特に正社員（期間の定めのない雇

用契約の従業員等）に対しては休職の規定を作成することが多いので、どのような条件で休職が可能かを確認します。もし、休職の規定がない場合には、まずは当該従業員が欠勤しなければならないことについて、その医学的根拠を会社側に説明し、人事労務担当者等（場合によっては経営者）を交え、個別の対応が可能かどうかの検討をしてもらうこともあるでしょう。ただし、規定がない場合の休職の扱いは、従業員にとって当然の権利ではないということ、また、そうした会社制度と従業員のキャリアにまたがるセンシティブな案件であるということを踏まえ、どういう手順で調整するかなどについて慎重を期すことが必要です。

　ところで、就業規則はどの会社にも備わっているものでしょうか。答えは「No」です（労基法では、従業員数が10人以上の事業場は就業規則の作成と届出が義務となっていますが）。従業員数が少ない場合など、就業規則がない会社も多くあります。その場合の休職はどのように扱われるのでしょうか。

　前述のとおり、従業員が私傷病により長期間仕事ができない場合、法令上は「労働契約の債務不履行」として解雇にもなりえますが、そうは言っても、せっかく入社した会社で長く勤務してきたのに、病気になってしまったために急に退職することになるのは、従業員と会社の双方にデメリットがあります。一般的には緩やかな対応として、その都度、労使（従業員と会社）が協議をし、就業規則がなくても一定期間は休職扱いとして様子をみるなどとすることも多いでしょう。しかし、その期間を何日とするかは会社の判断によるものであり、簡単に長い期間休職させられないこともあります。また、例外的な個別の対応のつもりで、しっかりとした基準を設けずに長期の休職扱いとした場合、その前例が慣行（＝規則）とみなされることもあるのです。したがって、会社側の目線で考えると、今後、他の従業員に対しても同じ扱いができるかどうか、という点も考慮しなければなりません。

　休職を例にお話ししましたが、現在は病気になっても長期間休む必要なく治療できることも増えています。治療しながら勤務する工夫ができる制度についても同様に、会社が制度を導入し、または個別に配慮をしてくれるならば、利用することが可能となります。

　産業医としては、まずは、当該従業員の主治医と連携しつつ、従業員の治療上の状況や就労見通しなどの面で医学的情報提供を行い、会社が適切な判断をできるようサポートすることが大事になります。なお、「治療と仕事の両立支援」における産業医の基本的な立ち位置については、第2章のプレ・フェーズ（25ページ）を参照ください。

　特に中小零細企業では、従業員数が限られていることや、財政面の問題などから、法令を上回る制度の導入・運用がなかなか難しいという面も大いにあるところです。

しかし、「治療と仕事の両立」ができる会社の運営は、従業員のためのみならず、少子高齢化により減少している大事な人材の確保や、企業の社会的責任およびそれによる企業イメージの向上という意味で、会社のためにも必要になってきています。近年ではそのことに多くの経営者も理解を示し、対応を考え始めています。従業員が十数名であっても、会社の経営上、無理な制度導入はできなくても、いろいろな工夫をして、できる範囲での運用をしている会社もあります。

　ここでは、多くの会社が導入している「傷病休職制度」とはどのような制度なのか、また、厚生労働省「事業場における治療と仕事の両立支援のためのガイドライン」（以下、「ガイドライン」とします）で導入が望ましいとされている「休暇・勤務制度」や、両立支援プランに盛り込むことが望ましいとされている事項などについて、具体例を紹介していきます。

2. 傷病休職制度

　「傷病休職制度」とは、労働契約上は「欠勤が続くことは解雇事由に該当するところを、解雇を一定期間留保し、傷病が治ったら復職、従来と同じ（場合により違う）業務を継続する」ことであり、労働（勤務）を一定期間免除するが従業員としての資格は継続するという制度です。

　なお、従業員が業務災害（業務上の事故等）による傷病のため労務不能な場合は、労基法上、従業員を休業させる必要があり、原則として解雇はできず、また一定額の休業補償の支払いが必要です（「【コラム】労災保険について」73ページ参照）。ここで説明する傷病休職制度とは、「（労災に該当しない）私傷病」の場合について、すなわち会社が任意に定める制度となります。

　休職できる期間等は、会社ごとに就業規則で定める事項です。例えば表8のような内容です。

　ポイントは、「休職・復職」とは会社が判断し、命ずることであって、従業員が希望したから休職できるものではないということです。もちろん、会社は、従業員・主治医・産業医等の意見を聴き、業務内容等も考慮して、総合的に休職・復職の判断をする必要があります。産業医としては、前述のように、主治医と連携しつつ、従業員の治療上の状況や就労見通しなどの面で医学的情報提供を会社に対し行うことが大事です。

　また、この表8の規定例の○に入る数字（日数・月数・年数）は、会社ごとに定めることができます。

表8　傷病休職規定の例

1. 従業員が次の各号の一に該当するときには休職を命ずることがある。
   (1) 業務外の傷病による欠勤が連続〇日以上にわたったとき、または〇か月以内に断続した欠勤が〇日以上にわたったとき
   (2) 身体虚弱または傷病のため勤務に耐えがたく、その回復に一定の期間を要するとき
2. 休職期間は次の限度期間内とする。ただし、情状により会社が必要と認めた場合、期間を延長することがある。
   (1) 勤続〇年未満　　　　　　　〇か月
   (2) 勤続〇年以上〇年未満　　　〇か月
   (3) 勤続〇年以上　　　　　　　〇か月
3. 休職期間は、給与は支給しない。
4. 休職事由が消滅した場合、会社は従業員に対し復職を命ずる。
5. 休職限度期間が満了しても休職事由が消滅しないときは、休職期間が満了した日をもって当然（自動）退職とする。

　休職期間満了後も復職できない場合は、当然退職（自然退職や自動退職と言うこともあります）となります（解雇でも自己都合退職でもない、という意味合いです。なかには解雇として扱う会社もあるようですが、まれです）。

　ここで注目したいのは、表8の規定例の2にある「休職限度期間」のところで、「ただし、情状により会社が必要と認めた場合、期間を延長することがある」という例外の取り扱いを入れている点です。会社としては、長い休職期間の設定をして従業員の雇用を継続するのは難しいこともありつつ、従業員の病状等にも鑑み、もう少し休職すれば復職可能であって今後も長く勤務ができると見込まれる場合には、この例外規定を適用し、休職期間を延長する運用も可能なのです。ただし、注意しなければいけないのは、この例外を誰にでも適用してしまうと規定があってないようなものになりますから、適用されるのはあくまでも「こういうケースの場合」という合理的な基準を設けることも会社側として必要ということです。ここも、従業員の希望や、主治医・産業医等の専門家の意見も踏まえ、会社が判断するところとなります。

　産業医としては、就業規則の休職規定に、このような弾力的な措置を可能とする余地があるのかないのか、あればそれはどの程度なのかによって、前述のような「あと〇〇（期間）くらいあれば復職可能と見込まれる」等の医学的助言が生きてくるわけです。

労災保険について　コラム

　通勤途上の事故によるケガ（通勤災害）、業務中のケガや業務に起因する病気（業務災害）については、労災保険が適用されます。

　労災認定された場合には、労災保険法により、治療費の給付（全額）、休業4日目以降の休業（補償）等給付（支給額は休業前給与の8割）があり、特に通勤災害ではなく業務災害の場合は、休業（補償）等給付の対象とはならない休業3日目までについて、会社が給与の6割以上の休業補償をする義務があります。また、解雇が制限される期間等もあり、私傷病による欠勤・休職とは取り扱いがまったく異なります。

　労災の給付についての説明はここでは割愛しますが、ケガではなく、病気の場合に労災認定される基準としては、業務に関連して精神的または肉体的な負荷がかかる出来事があった場合、長時間労働が短期間または長期間行われた場合などとなっています。例えば、業務上の大きな失敗や事故がありその処理に関わった、急な転勤があったことに加えて業務時間が急激に増えた、時間外労働が多かったなど、1つの出来事または2つ以上の出来事の組み合わせで認定されるという基準となっています。そこには、いわゆる「過労死」と言われるようなことにつながるものも含まれます。

　なお、労災と認定されるかどうかは、従業員が（会社経由で、または直接）労災申請をしたあとに労働基準監督署の調査により総合的に判断されます。詳しくは、厚生労働省のホームページをご参照ください。

厚生労働省ホームページ（2023年11月25日アクセス）
● 労災保険制度の概要、給付の請求手続等
　https://www.mhlw.go.jp/stf/seisakunitsuite/bunya/koyou_roudou/roudoukijun/rousai/gaiyou.html
● 業務上疾病の認定等
　https://www.mhlw.go.jp/stf/seisakunitsuite/bunya/koyou_roudou/roudoukijun/rousai/gyomu.html

休職期間は一般的にどのくらいか　コラム

　大手企業（上場企業、従業員数500人以上の昔からある企業など）では、表8の規定例にある1の「休職を命ずるまでの欠勤期間」が3か月～1年、同2の「休職限度期間」は6か月～2年という統計データがあります。つまり、傷病による欠勤で年次有給休暇を使い終わったあとに休職し、その期間は通算で9か月～3年程度となります。会社によっては、そのうちの一定期間は給与（全額または一部）を支給する、というようなことも珍しくありません。

　しかし、多くの中小零細企業やベンチャー企業では、休職開始までの欠勤期間は14日～2か月、休職限度期間は1か月～6か月（長くて1年強）程度が多く、通算で1.5か月から、長くても1年程度でしょう。

　また、欠勤・休職期間中は給与の支給はないことのほうが一般的ではないでしょうか。少なくとも筆者が関与する従業員数10人～200人規模の企業では、欠勤・休職中の給与は支給しないという規定を作成しています。小さい規模の会社では、休職期間中の従業員の社会保険料の支払いや補充人員の確保等、その負担は大きく、給与支給までは行えないとしても、やむをえないことでもあります。労基法上も、給与支給を行わないことに問題はありません。

　このように、休職期間の長さとその間の賃金補償については、大企業と中小零細企業では、大きな差があるという現実があります。

　なお、無給の期間中には、従業員は健康保険から給付される「傷病手当金」（85ページ参照）が一定期間受給できる可能性がありますので、それで生活保障をしてもらうという考え方となります。

3.　時間単位の年次有給休暇制度

　「2.　傷病休職制度」では「休職」に関して、法令に基づかず会社が独自に導入する制度として紹介しましたが、次に紹介する「時間単位の年次有給休暇制度」については、法令の定めに基づき導入する制度です（強制ではなく、労使どちらかの要望により労使協定を締結した場合に限ります）。

　これは、平成22（2010）年に改正された労基法第39条に基づき、年次有給休暇のうち、年間5日分までは時間単位で休暇を取得できるようにするもので、労使協定（労働者と使用者の合意）を締結すれば導入できます。1時間単位や2時間単位など、協定で

定めたルールでの使用が可能です。

　例えば朝の2時間を有給休暇として使用することで、病院に行ってから出勤しても遅刻にならないなど、治療をしながら勤務するという点でも活用が可能です。運用管理（休暇時間の利用履歴管理）に手間がかかるということもあり、導入事例は当初は少なかったものの、ここ数年でかなり増えてきている印象があります。会社は追加で休暇を付与するわけではありませんし、管理の手間を除けば負担増ではありませんので、ぜひ活用したい制度です。

4.　傷病休暇・病気休暇制度

　「傷病休暇・病気休暇制度」は、入院治療や通院のために欠勤しなければならない場合などに、年次有給休暇とは別に一定期間、休暇を付与する制度です。どのようなときに取得できるか、休暇取得中の給与を支給するかしないかなどは、会社が独自に定めることができます。休職をする前や、休職までは必要ないが治療等のためにときどき休むことが必要なときなどに使うことが多いかもしれません。中小企業では、大企業に比して導入は少ないのが現状と言えます。傷病の種類を限定して導入している会社もあります。

5.　時差出勤制度

　「時差出勤制度」とは、始業および終業の時刻を変更し、通勤ラッシュ時間帯を避けることで通勤時の負担を減らせる制度です。会社として誰でも使えるようにすることもありますが、業務内容や会社の営業時間との兼ね合いなどもありますので、業務に支障の出ない範囲での制度設計・運用が必要となり、誰でも利用可というわけにはいかないこともあります。この場合は、どのような人や部署が対象となるのかを合理的に定め、その基準に則った運用をすることになります。

　また、この制度については、就業規則に規定せず、両立支援プランの一環として個別に対応することも多くあります。例えば、傷病によりラッシュ時の通勤が困難な場合に限り、一定期間を限度に時差通勤を認める、という運用です。

年次有給休暇の保存（積み立て）制度　コラム

　労基法（第39条）の規定による年次有給休暇は、2年経過すると使い残した日数は消滅するのですが、その消滅した休暇日数を保存（積み立て）しておき、傷病により一定期間欠勤しなければならない場合などに限定して使うことができる制度のある会社があります。昔からある企業では導入されているところも多いです。中小企業での導入は少ないですが、もともと使わずに残っていた年次有給休暇を活用する制度ですので、事業主も導入することに抵抗が少ないかもしれません。また、この休暇は有給（給与を支給する）という形なので、ふだんまじめに長年勤務してきた従業員が、いざ病気のときに給与をもらいながら休めるということで、従業員にとってはありがたいですし、会社としても気持ちよく休んでもらえるような制度ではないでしょうか。

　ただし、2年間分の年次有給休暇を丸々取得しないというような働き方は健康上の問題を生じさせるおそれがあることは言うまでもありません。また、平成31（2019）年4月に施行された改正労基法により、年10日以上の年次有給休暇が付与される従業員に対しては、年次有給休暇の日数のうち年5日については使用者（会社）が時季を指定して取得させることが義務づけられました（従業員自らが取得した日数があれば、その日数を5日から除いた残日数について時季を指定する）。つまり、従業員は必ず年5日は年次有給休暇を取得しなければなりませんので、2年分丸々取得しないということ自体が法令違反となります。まずはその年のうちに有給休暇を使えるようにすることが先決ですので、保存できる日数の上限を設けるなど、無理に休暇日数を残さないよう注意が必要です。

6.　短時間勤務制度

　「短時間勤務制度」とは、所定労働時間を短くする、または勤務日数を減らす、変更するなどの対応を可能とする制度です。治療中、体力的な問題でフルタイム勤務ができない場合や、通院時間を確保するために、また、療養後の負担軽減などのために、この制度を活用することができます。

　会社の制度として設けることが難しい場合や、制度がない場合には、個別の両立支援プランとして対応する会社も多いかと思います。ただし、給与（減額するかしないか等）との関係もあり、個別対応の場合にはルールが曖昧になりがちです。会社としては、一定条件の下で平等に制度利用をさせることが可能であれば、制度として導入

するほうが運用はしやすいでしょう。

　勤務時間・日数が減る場合には、その減った時間に対応する部分についての給与を減額しても法律上は問題ありません。ただし、短縮時間以上の減額はできませんので、合理的な計算方法をきちんと決めておく必要があります。給与については、「2　考慮すべき賃金制度ほか、経済面をめぐる留意点」（81ページ）で詳しく説明します。

　なお、この制度は育児・介護のための短時間勤務制度（法令で義務づけられている制度）とは別になります。

7. テレワーク（在宅勤務・モバイル勤務）

　「テレワーク」は、パソコン等を使って在宅で、あるいはモバイル機器等を使って家の近所の勤務スペースや出先等で勤務することができる制度です。呼び方は特に決まっておらず、自宅で仕事をすることを在宅勤務、自宅外でモバイル機器等を使って仕事をすることをモバイル勤務、これらをひっくるめてテレワークやリモートワークと呼ぶこともあります。

　最近は「働き方改革」を国も推進していますが、そのなかでも、このテレワーク制度を導入する会社が増えつつあります。ワーク・ライフ・バランス、育児や介護のための利用を目的として導入することも多いのですが、「治療中のため、外出や電車通勤で会社まで出向くことは難しい」「体調の関係で、距離的に会社事務所まで行くのは厳しいが、家の近くであれば通える」などの場合にも、この制度があると活用できます。ただし、テレワークを活用することでかえって病気や体調に悪影響を及ぼすこともあるので、注意が必要です（第2章「【コラム】リモートワークについて」55ページ参照）。

　IT環境やパソコン等を活用し、「会社」という場所でなくても仕事ができるということで導入が進んでいるテレワークですが、セキュリティ面の問題（情報漏洩防止）や、職種・業務内容によっては導入が難しいものもあり、それらをクリアできるかで導入可能かどうかを判断することになるでしょう。また、テレワーク時の労働時間管理等、気をつけなければならないことも多くあります。詳しくは厚生労働省の「テレワークの適切な導入及び実施の推進のためのガイドライン」を参考にしてください。

厚生労働省「テレワークの適切な導入及び実施の推進のためのガイドライン」
https://www.mhlw.go.jp/stf/seisakunitsuite/bunya/koyou_roudou/roudoukijun/
shigoto/guideline.html

8. 試し出勤制度

「試し出勤制度」は、復職時（または休職中）に、急に通常勤務を再開するのではなく、まずは通勤練習、週1回から数回の通勤、短時間勤務等を行うことで、少しずつ職場や仕事に慣れていくための制度です。個別に職場復帰支援プランを作成し、例えば1か月～3か月程度の期間をかけて身体や気持ちを慣らしながら通常勤務に戻していくようにします。具体的な内容については、従業員、主治医や産業医の意見を聴きながら、職場復帰支援プランを作成していくことになるでしょう。ガイドラインに掲載されている「両立支援プラン／職場復帰支援プランの作成例」も参考にしてください。

また、労基法、労災保険法、健康保険法に基づいた取り扱い（人事労務管理上の位置づけ）について、あらかじめ次のようなことを明確にし、労使で十分に検討し、ルールを定めておくことが必要です。

(1)給与の有無

労基法の観点からは、例えば仕事をせず通勤の練習のみで、会社で少しの時間を過ごすとしても業務に従事させないのであれば、給与の支払い義務はありません。しかし、もし練習であっても業務に従事する場合は、その時間分の給与の支払いが必要です。給与の額はケースバイケースで、休職前の給与の時間あたりの額を支払うこともありますし、そのときの業務に見合った時給を支払うこともあるでしょう。

(2)通勤災害の扱い

試し出勤中の通勤災害の扱いも事前に取り決めておく必要があります。労災保険法の観点からは、本人が自主的に通勤の練習をする、復職前の面談のために出社する等、業務命令に基づかない場合は通勤ではないと判断され、事故があっても通勤災害として労災保険の適用はされない可能性があります。出社日を決めたうえで業務命令に基づき通勤し、1時間であっても業務に従事するような職場復帰プランであれば、通勤

中や業務中の事故について労災保険の対象となります。

⑶傷病手当金の支給

　健康保険の「傷病手当金」は傷病により労務不能である場合に支給されますが、試し出勤を始めた場合は労務可能と判断され、それ以降の支給がされないこともあります。ただし、この判断は健康保険の保険者（全国健康保険協会、健康保険組合）が通達等の基準に基づいて行いますので、一概に支給される、されないと判断することはできません。従業員の状態にもよりますが、例えば週に1回の通勤と短時間の業務であれば、出勤日を除いた日については支給されることもありますので、事前に確認しておきます。

> 試し出勤制度のプランを作成し、運用する際には、上記の事項を記載した書面を従業員に交付して、合意のうえで進めることが大切です。

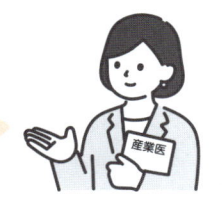

9.　業務内容や職種・勤務地の変更

　治療をしながら、または復職後に、従来とは職種または勤務地を変更して勤務させることがベターな場合もあります。例えば、外勤が伴う営業職から内勤のみの事務職に配置転換することや、通勤時間が短くなるような勤務地（支店等）に転勤させる等の対応です。このような対応により復職後の勤務の継続が可能となることがあります。しかし、従業員が少なく、他のポストがない場合や、事業所が1つしかないような会社では、この対応はできません。

復職支援のポイント　コラム

　傷病休職中の従業員が復職する際には、主治医の診断書をまずは提出してもらいますが、そこに「復職可能」のほかに、「軽作業・短時間なら可」などと書いてある場合があります。

　しかし、主治医は従業員の会社での業務（どのような仕事についているか、どれくらいの負荷がかかる仕事なのか、など）を正確には知らないことが多いと思われます。従業員本人が主治医に正確に伝えていなかったり、逆に早期に復職を望む本人の希望どおりに診断書に記載されていたり、ということもあるようです。ガイドラインに掲載されている「勤務情報を主治医に提供する際の様式例」「治療の状況や就業継続の可否等について主治医の意見を求める際の様式例」「職場復帰の可否等について主治医の意見を求める際の様式例」などの書式を活用し、会社での従業員の業務内容や勤務時間などの状況を主治医に具体的に伝えたうえで、どんな仕事ならよいのか、勤務時間はどのくらいなら可能かなどの意見聴取をすることが、スムーズな復職のためには大切です。

　また、産業医としては、主治医の臨床上の評価・判断による「復職可」と従業員本人が担当する業務等を勘案した「復職可」のタイミングには往々にしてずれがあることを意識しつつ、復職に向けて会社側に適切な助言を行うことが求められるでしょう。

2 考慮すべき賃金制度ほか、経済面をめぐる留意点

　疾病に罹患した場合、入院の有無や通院の頻度、個人で加入している保険、会社の制度（規模）等によりますが、一般的には治療費の負担や収入減などにより、当事者の経済状況としては大きな負担が強いられます。例えば、2015（平成27）年に行われた、がんに罹患した就業者に対する調査（三菱UFJリサーチ＆コンサルティング「がん治療と仕事の両立に関する調査」2016年3月4日公表）によれば、治療をしながら働くうえで困難であったことの上位は、「再発に対する不安が大きい」が27.2％、「治療・経過観察・通院目的の休暇・休業が取りづらい」が17.0％、「働き方を変えたり休職することで収入が減少する」が16.9％となっており、次いで「治療費が高い、治療費がいつ頃、いくらかかるか見通しがたたない」が16.0％となっています。

　ここでは、収入の基礎である給与に関わる制度の仕組み、特に治療に伴う勤務時間の短縮や休職の際に給与はどうなるのかを解説します。

1. 欠勤・休職期間中の給与

　休職期間の長さとも連動しますが、主に大企業では先にも述べたように、傷病による欠勤や休職期間の賃金補償などの制度があります。例えば、次のように②から④の順に進み、長期間、一定の生活費を補償してもらえるという会社もあります（図6）。

　　②月給制のため、欠勤しても給与が100％出る期間
　　⑤傷病休暇や保存（積み立て）有給制度で給与の100％を補償する期間
　　ⓒ休職期間のうち、全部または一部の賃金補償をする期間
　　ⓓ無給の休職期間（健康保険の「傷病手当金」（85ページ参照）をここから1年6か月まで受給する）

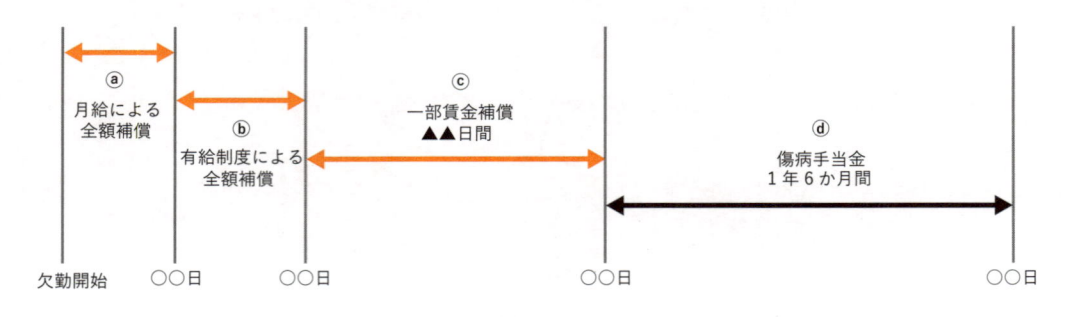

図6　大企業の賃金補償の例

　しかし、中小企業（特にベンチャー企業等）では、長期の休職制度があれば良いほうで、給与については欠勤・休職期間中は出ないことのほうが一般的です。ですから、大企業で例示した@から©までの制度（措置）は、ない会社が多いと考えてよいでしょう。休職期間中は無給であることは、労基法上も「ノーワーク・ノーペイの原則」により問題ありませんし、中小企業の場合、長期間欠勤している従業員に給与を払う体力はないのが普通でしょう。

2. 短時間勤務制度等、勤務時間や日数を減らす場合の給与

　中小企業の場合、短時間勤務制度等により時間を短縮した分に対する給与は支払わない（減額する）ことが一般的です。理由は欠勤・休職の場合と同様です。また、他の従業員との公平性も考えなければなりません。勤務時間が短いのに支払われる給料は同じという扱いは、何か納得できる理由がないと、他の従業員の理解が得られないのです。

　もし、短時間勤務中も通常勤務と同等の給与を払うという制度を導入する場合には、その制度を利用できる短時間勤務が客観的に理由づけられるような基準を設けるべきです。例えば、病名（病種）、役職、期間等を限定するなどです。そうしないと、誰でも診断書さえ出せば給料は変わらないまま短時間勤務ができるという話になるからです。

　また、労基法上の管理監督者（労働時間管理の対象外）である場合や、一般的には「裁量労働」などと呼ばれる、時間だけではなく成果で給与を支払うような職種であれば、労働時間に関係なく、短時間勤務であっても通常の給与を支給するというケースもあるでしょう。

　給与を減額する場合の計算方法については、法令で義務づけられている「育児や介護のための短時間勤務制度」の場合（給与規程に基づく労務提供のなかった時間分に相当する額を控除する計算）と同様に扱うことでもよいかと思います。

⑴賞与

　賞与（定期的に支払われる給与とは別に支払われる手当、ボーナス等）は給与（所定労働時間の勤務に応じて定期的に支払われる給与）とは違う性質のもので、会社の業績や会社独自の基準により支給されるものです。もともと賞与を支給しない会社もあります。

　大企業でも休職（賞与算定対象期間の休職）中の従業員に対しては、会社の規定に基づき賞与は支給しない（または一部のみを支給する）ケースが多いようです。

　しかし、短時間勤務等、何かしらの形で勤務はしている場合はどうでしょうか。その勤務時間の割合や成果に応じた合理的な算定基準があれば、減額して支給することもあります。この場合は、会社が定めたルールに基づいているので問題ありません。

⑵傷病手当金をスムーズに受給できるようサポート

　正社員や、勤務時間が一定時間以上のパート従業員等であれば、健康保険に加入していますので、1.ⓓの給与の支払いのない期間（81ページ）は、後述する「傷病手当金」（健康保険の給付）を申請し、受給開始から1年6か月分となる日までは、1日あたり「支給開始日の以前12か月間の各標準報酬月額を平均した額÷30日×（2/3）」の額が健康保険から支給されます（3-1.⑴「傷病手当金」85ページ参照）。

　ただし、申請できるのは「経過した期間（実際に休んだ期間）」についてですので、どうしても休職開始から受給までの期間があいてしまいます。会社としては、無給の期間は、まずは傷病手当金の申請ができるように従業員に案内し、書類を用意するなどして、早めに受給できるようサポートすべきでしょう。

　ここまでで説明したように、その会社の給与制度を把握することにより、治療と仕事の両立を目指す従業員の経済面がどれだけ厳しい状況にあるかを推察できます。両立支援に際しては、身体疾患のみならず、メンタル面へのケアや配慮も伴います。従業員のおかれている経済状況もストレッサーとなりうるため、産業医にとっては重要な情報のひとつと言えるでしょう。

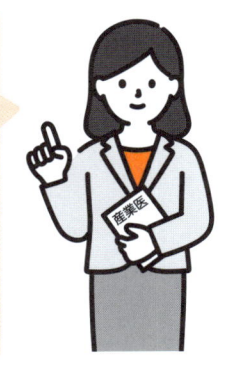

傷病手当金に上乗せして給与を支給できるか？　コラム

　傷病手当金は、会社が給与の一部を支給する場合には、その額が差し引かれて支給される仕組みになっています。したがって、傷病手当金が支給されている期間に会社が給与を支給すると、その2つは合算ではなく相殺され、本人の手元に入る金額は同じになります（細かく言うと、会社から支給する額には所得税・雇用保険料がかかるため、厳密には手取りは減額となります）。ですから、給与の3分の2相当の給付金（傷病手当金）では少ないだろうと思って、会社が残りの3分の1を補塡する形で給与を支払っても、合計で100％とはならないのです。簡単に言うと、傷病手当金と給与の併給は手取り額を増やさない、ということです。

　傷病手当金の支給期間には合計で1年6か月という限りがありますので、その対象期間外で給与を一部支給することには意味があります。また、給与ではなく、社員間で会費を出しあって形成する「共済会」から支給される見舞金・給付金であれば、傷病手当金と相殺されないため、手取り額を増やすことができますが、規模の小さい会社では、共済会の運営は難しいと言えます。

3

利用・活用可能な外部資源
（社会保険、国・自治体等の支援制度等）

　前項で従業員の経済面を賃金制度等の枠組みからみてきましたが、基本は「ノーワーク・ノーペイ」であり、働けない分の報酬は減額されることが一般的です。何らかの支援があるにしても、その程度は会社の規模等により違ってきます。本項では、従業員のそうした経済状況を補う意味での利活用可能な制度等を紹介します。

1. 健康保険

(1)傷病手当金

　傷病手当金は、会社で働いていて「健康保険」に加入している人が業務外の事由による傷病により仕事に就けない（「労務不能」と言います。医師の証明が必要です）こととなり、給与の支給がされない（または少ない）場合に、申請により給付されます。ただし、療養のために仕事を休んだ日から連続して3日間（「待期」と言います。待期には有給休暇、土日・祝日等の公休日も含まれるため、給与の支払いがあったかどうかは関係ありません）のあと、4日目以降（継続している場合はその間の所定休日分も含む）が給付の対象となります。なお、傷病手当金は、自営業者や仕事についていない人が加入する「国民健康保険」にはない給付金です。

　支給される金額は、「支給開始日の以前12か月間の各標準報酬月額を平均した額÷30日×（2/3）×労務不能期間（4日目以降。休日を含む暦日計算）」で計算されます。「標準報酬月額」とは、毎月の健康保険料算定の基礎となる額で、毎年4月から6月までの給与（通勤手当を含む）の平均で見直し、また固定給が変更された場合には3か月の平均をとって改定されるなどの決定方法がありますが、おおむね月給相当額となります。詳しい説明はここでは省略しますが、概算で言うと「過去1年間で計算した、通常の1日（暦日）あたりの給与（通勤手当含む）相当額」、つまり1日分の給与のおおよそ3分の2の額が、1日分の傷病手当金として健康保険から支給されます（1か月継続し

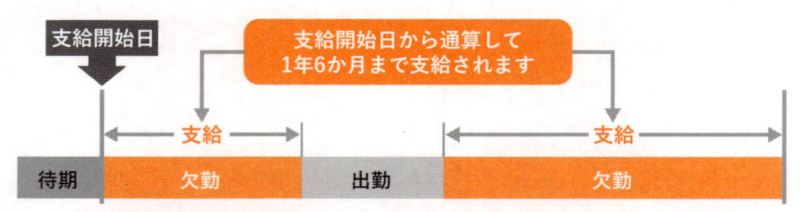

出典：全国健康保険協会ウェブサイト「病気やケガで会社を休んだとき（傷病手当金）」
を参照して作成
https://www.kyoukaikenpo.or.jp/g3/sb3040/r139/（2023年10月19日アクセス）

図7　傷病手当金の支給期間

て労務不能期間であった場合は、1か月分の給与のおおよそ3分の2が支給されます）。

　支給期間は、1回（同一または類似）の傷病あたり、支給開始から通算で1年6か月分が限度となっています。例えば、一定期間休み、一定期間働き、また一定期間休む、というようなケースでも、同一傷病の場合には支給開始から通算で1年6か月分となるまで支給されます（図7）。

　また、傷病手当金を受給中に会社を退職し、健康保険の資格を喪失した場合であっても、この1年6か月に達するまでは、引き続き傷病手当金が支給される場合があります。その要件は次のとおりです。

①退職日までに被保険者期間が継続して1年以上あること（任意継続・国民健康保険の加入期間は除く）。
②退職日の前日までに連続して3日以上出勤せず、退職日も出勤していないこと。
③退職日に傷病手当金を受給していた傷病で引き続き労務不能（医師の証明要）であること。

　なお、申請期間中に給与の一部（定期券代として支給されている通勤手当も含む）が支給されている場合には、その支給額（日額換算します）が給付額から減額されます。さらに、支給されている給与が傷病手当金以上の額となると傷病手当金は支給されません（「【コラム】傷病手当金に上乗せして給与を支給できるか？」84ページ参照）。

　申請方法は、経過した一定の期間（長期の場合は、給与支払いのタイミングに合わせて1か月ごとに分けて申請するのがスムーズ）について、労務不能だったことの証明を医師から受け、次の手順で申請書を作成し、申請します（すべて1つの申請書にページが分かれて記載箇所があります）。

1.　病院に行き、申請書に（労務が不能であった期間について）医師の証明を記載

してもらう※。

2. 従業員（申請者）本人が、その期間について申請する旨を申請書に記載する。

3. 申請者を雇用する会社が、その期間の勤務状況および給与の支払い状況について申請書に記載し、全国健康保険協会や健康保険組合に提出する※※。

※医師は原則として初診日以後の期間のみ証明が可能なため、まずは受診していることが必要です。
※※退職後の期間について申請する場合は、従業員本人が直接、各都道府県健康保険協会や健康保険組合に提出します。

⑵高額療養費

　高額療養費とは、同一月（1日から末日まで）に支払った医療費の自己負担額が高額になった場合、一定の金額（自己負担限度額）を超えた分が、あとで払い戻される制度です。同一月が対象なので、月末から月初にかけて入院する場合などでは、各月ごとの計算となります。この「自己負担限度額」は、被保険者（保険に加入している人）の「標準報酬月額」（おおむね月給相当）または「報酬月額」（おおむね賞与を含めた年収の月割り額相当）と、かかった医療費により変動します（「【コラム】自己負担限度額とは」88ページ参照）。

　しかし、あとから払い戻されるとはいえ、一時的な高額の支払いは大きな負担になります。その場合、次の方法をとると医療機関窓口での支払いが最初から自己負担限度額までとなります。

ⓐ「マイナ保険証」を利用する。

　「マイナ保険証」（健康保険証利用登録を行ったマイナンバーカード）を医療機関※に提出し、「限度額情報の表示」に同意する方法です。

※オンライン資格確認を導入している医療機関等である必要があります。

ⓑ「限度額適用認定証」を利用する。

　ⓐの方法がとれない場合で、医療費が高額になることが事前にわかっているときには、「限度額適用認定証」を医療機関に提示する方法があります。加入している健康保険組合等に事前に請求して「限度額適用認定証」を取り寄せておき、医療機関の窓口に「健康保険証」と一緒に提示します。この方法は、70歳未満の方または、70歳以上75歳未満の方のうち所得区分が表9-2に記載する「現役並みⅠ」「現役並みⅡ」の方が対象となります（別途「高齢受給者証」が必要です）。なお、70歳以上75歳未満の方のうち所得区分が「一般」「現役並みⅢ」の場合、「限度額適用認定証」は発行されませんが、「健康保険証」「高齢受給者証」を医療機関窓口に提示すれば自己負担限度額まで

の支払いとなります。

高額医療費貸付制度　コラム

　(2)の@b (87ページ) のいずれかの方法がとれずに自己負担した場合の高額療養費分の払い戻しは、医療機関等から提出される診療報酬明細書 (レセプト) の審査を経て行われます。そのため、診療月から払い戻しまでに3か月以上の時間を要することから、当座の医療費の支払いにあてる資金として、高額療養費支給見込額の8割相当額を無利子で貸し付ける「高額医療費貸付制度」があります。詳しくは加入している健康保険組合等の窓口にお問い合わせください。

自己負担限度額とは　コラム

　医療費が高額になる場合、所得 (所得区分) の違いにより自己負担する金額の限度が定められています。所得金額に応じて5つに区分され、1か月あたり限度額の算定方法が定められています (健康保険法による) (70歳未満の場合は表9-1、70歳以上75歳未満の場合は表9-2を参照)。

表9-1　70歳未満の1か月あたりの自己負担限度額

被保険者の所得区分	1か月あたりの自己負担限度額	多数該当[2]
① 区分ア (標準報酬月額83万円以上) (報酬月額81万円以上)	252,600円+ {(総医療費[1] − 842,000円) × 1%}	140,100円
② 区分イ (標準報酬月額53万〜79万円) (報酬月額51万5千円以上〜81万円未満)	167,400円+ {(総医療費[1] − 558,000円) × 1%}	93,000円
③ 区分ウ (標準報酬月額28万〜50万円) (報酬月額27万円以上〜51万5千円未満)	80,100円+ {(総医療費[1] − 267,000円) × 1%}	44,400円
④ 区分エ (標準報酬月額26万円以下) (報酬月額27万円未満)	57,600円	44,400円
⑤ 区分オ (低所得者) (被保険者が市区町村民税の非課税者等)	35,400円	24,600円

※1：総医療費とは保険適用される診察費用の総額 (10割) です。
※2：療養を受けた月以前の1年間に、3か月以上の高額療養費の支給を受けた (限度額適用認定証を使用し、自己負担限度額を負担した場合も含む) 場合には、4か月目から「多数該当」となり、自己負担限度額がさらに軽減されます。
注)「区分ア」または「区分イ」に該当する場合、市区町村民税が非課税であっても、標準報酬月額での「区分ア」または「区分イ」の該当となります。

表9-2　70歳以上75歳未満の1か月あたりの自己負担限度額

被保険者の所得区分		自己負担限度額	
		外来 （個人ごと）	外来・入院 （世帯）
① 現役並み 所得者	現役並みⅢ （標準報酬月額83万円以上で 高齢受給者証の負担割合が3割の方）	252,600円＋ {（総医療費－842,000円）×1％} ［多数該当：140,100円］	
	現役並みⅡ （標準報酬月額53万～79万円で 高齢受給者証の負担割合が3割の方）	167,400円＋ {（総医療費－558,000円）×1％} ［多数該当：93,000円］	
	現役並みⅠ （標準報酬月額28万～50万円で 高齢受給者証の負担割合が3割の方）	80,100円＋ {（総医療費－267,000円）×1％} ［多数該当：44,400円］	
② 一般所得者	（①および③以外の方）	18,000円 （年間上限14.4万円）	57,600円 ［多数該当：44,400円］
③ 低所得者	Ⅱ※3	8,000円	24,600円
	Ⅰ※4		15,000円

※3：被保険者が市区町村民税の非課税者等である場合です。
※4：被保険者とその扶養家族全ての方の収入から必要経費・控除額を除いた後の所得がない場合です。
注）現役並み所得者に該当する場合は、市区町村民税が非課税等であっても現役並み所得者となります。

出典：全国健康保険協会ウェブサイト「自己負担限度額について」を参照して作成。

©健康保険組合に加入している場合は付加給付

　全国健康保険協会（以下、「協会けんぽ」とします）の場合はありませんが、健康保険組合に加入の場合は、法令を上回る独自の制度として「付加給付」があります（この制度がない健康保険組合もあります）。本人負担が前述の高額療養費の限度額よりも少ない額ですむように、本人負担限度額を1か月2万円～5万円くらいに設定し、それを超えた分が付加給付として支給されます。加入している健康保険組合により本人負担限度額の設定が違いますので、確認してください。また、一般的には、特別な手続きは不要で、あとから（医療機関等から提出される診療報酬明細書（レセプト）の審査を経て組合で計算し）返金される仕組みの場合が多いです。

健康保険組合とは　コラム

　会社に勤務する人が加入する健康保険には、どんな会社も加入できる「協会けんぽ」（前身は国が運営していた「政府管掌健康保険」）のほかに、特定の企業を対象に独自に運営する「健康保険組合」があります。健康保険組合には、法令に基づき、一定規模（700人）以上の企業（グループ企業含む）が設立した組合のほか、同一業種の複数企業が加入する組合があります。

　協会けんぽは、保険運営の企画、保険給付、保険事業等を行い、保険料は都道府県単位で設定しています。健康保険組合は、組合内の保険料収入と給付等（支出）の割合により財政状況が違うため、保険料率は各組合が決めることができ、法令以上の給付（付加給付）も各組合により決定されます。

　健康保険組合のほうが付加給付もありお得に思えますが、構成する加入員の年齢が上がり給付が増える、給与水準が低下するなどにより財政難となっている組合もあり、協会けんぽよりも保険料が高いこともありますし、なかには財政的に行き詰まり解散する組合もあります。また、組合内の給付だけでなく、数年前からは高齢者医療拠出金という国に拠出しなければいけない支出も発生するようになり、財政が苦しくなってきています。一方、IT系など加入員の年齢層が若い業種、または給与水準が高い業種や企業などの健康保険組合では、現在も保険料が比較的低く設定され、付加給付も1か月あたり2万円以上の医療費が払い戻されるというところもあります。

　付加給付には、医療費負担の払い戻しのほか、出産したときに支給される「出産育児一時金」に上乗せして支給するものなどもあります。このほかに、組合所有あるいは契約する福利厚生施設の利用料やインフルエンザの予防接種費用の補助などもあります。

　このように、同じ健康保険制度でも加入する健康保険の種類（協会けんぽか、どこの健康保険組合か）により、保険料や給付に差があります。

2.　厚生年金保険の「障害年金」「障害手当金」

　障害年金は、病気やケガによって生活や仕事などが制限されるようになった場合に受け取ることができる年金です。その病気やケガについて医師の診療を初めて受けたときに、国民年金に加入していた場合は「障害基礎年金」（障害等級1級または2級）を、厚生年金に加入していた場合は「障害厚生年金」（障害等級1級から3級）を請求で

きます（障害等級1級または2級の場合は障害基礎年金もあわせて受給可能）。また、厚生年金には、障害厚生年金に該当する状態よりも軽い障害が残ったときに障害手当金（一時金）を受け取ることができる制度があります。

仕事ができる程度の障害であっても、障害等級1級から3級に該当する場合には、働きながら障害年金を受給できることもあります。例えば、大腸がんの治療をし人工肛門をつけている場合には、障害者手帳を発行してもらい、障害厚生年金（初診日に厚生年金の被保険者であった場合）の申請をすることができます。

ただし受給には、初診日に被保険者であることのほか、次に示す保険料の納付要件ⓐⓑのいずれかを満たす必要があります。長く会社に勤めていれば厚生年金に加入し保険料を会社が納付しているので問題ないと思いますが、入社まもない方の場合は、転職や未加入期間などがある場合に受給できない可能性もあります。

ⓐ初診日のある月の前々月までの公的年金の加入期間の2/3以上の期間について、保険料が納付または免除されていること。

ⓑ初診日において65歳未満であり、初診日のある月の前々月までの1年間に保険料の未納がないこと。

従業員が障害の残る病気やケガをしたときは、まずは年金事務所で加入状況等を確認し、要件を満たす場合は申請手続きをするように案内するとよいでしょう。社会保険労務士に申請手続きを委任することもできます。

3. 国・地方自治体等による支援制度

1. 2.で紹介したもののほかに、国や地方自治体等による助成金などの支援制度もあります。「治療と仕事の両立支援」に役立てられそうな各種助成金などの一覧を「巻末資料」（97ページ）として掲載していますので、そちらを参考にしてください。

なお、助成金などは年度が替わると内容が変更になる、あるいは制度自体が統廃合等されることが多くあります。また、制度の利用には各種要件もありますので、詳細は各制度を管轄する団体・自治体のウェブサイト等でご確認ください。

働き方改革実行計画：病気の治療と仕事の両立に向けて　コラム

　平成28（2016）年12月、改正がん対策基本法の成立により、事業主には雇用継続への配慮が努力義務として課せられました。努力義務ではありますが、これを機にいろいろな働きかけや企業を支援する制度などができてくると予想されます。

　平成29（2017）年3月に公表された「働き方改革実行計画」では、「病気の治療と仕事の両立」として次の3つが計画されました。

　①会社の意識改革と受入れ体制の整備

　②トライアングル型支援などの推進

　③労働者の健康確保のための産業医・産業保健機能の強化

　これを受けて厚生労働省保険局が同年4月に作成した『「働き方改革実行計画」について』（第104回社会保障審議会医療保険部会 資料3）という資料には、①に関して、健康経営の導入促進、ガイドラインの普及促進のほかに「助成金等による支援」という項目があり、「柔軟な休暇制度・勤務制度の導入を支援する助成金による支援を行う」と計画されました。「東京都難病・がん患者就業支援奨励金」（「巻末資料」99ページ参照）のような制度が他道府県に広がる可能性や、令和4（2022）年度からは「団体経由産業保健活動推進助成金」（「巻末資料」99ページ参照）が創設されるなどもあり、今後の動向にも注視しておきたいところです。なお、同資料には「傷病手当金の支給要件等について検討し、必要な措置を講ずる」という文言がありますが、これはすでに令和4年1月1日から健康保険法が改正され、改正前は支給開始から1年6か月「経過する日」まで（途中に支給対象外の日があったとしても）となっていたところ、「通算して1年6か月に達する日」までに変更されました。この改正により、支給期間中に途中で就労するなど、傷病手当金が支給されない期間がある場合には、支給開始日から起算して1年6か月を超えても、繰り越して支給可能になりました。

　②の「トライアングル型支援」とは、「医療機関・主治医」「企業（会社・産業医）」「両立支援コーディネーター」の3者が、働く人（患者）やその家族に対し、治療と仕事の両立に向けてトライアングル型（三角形）のサポート体制を構築しようとするものです（図8）。「働き方改革実行計画」では、全国の病院や職場での両立支援が可能となるように、主治医と会社の連携の中核となり、個々の患者への継続的な相談支援を行いつつ治療と仕事の両立に向けたプランの作成支援などを担う、両立支援コーディネー

ターの効果的な育成・配置を目指すとしています。

　そして③の「労働者の健康確保のための産業医・産業保健機能の強化」に関しては、産業医による面接指導や健康相談等が確実に実施されるようにする、産業医の独立性や中立性を高めて医学専門的な立場からより効果的な活動を行いやすい環境を整備する、などと計画されています。

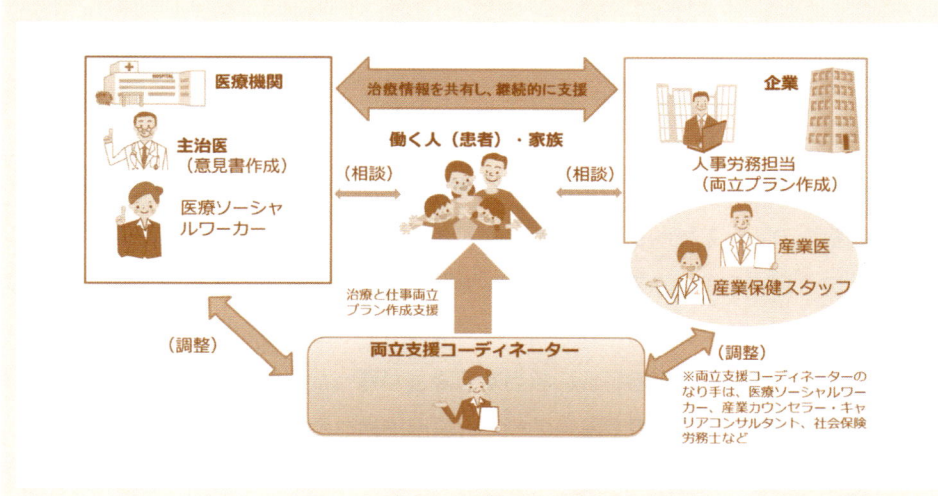

出典：首相官邸「働き方改革実行計画 平成29年3月28日」p.21 図2

図8　トライアングル型支援のイメージ

障害者雇用率　コラム

　障害者雇用促進法により、民間企業の障害者の法定雇用率は令和5（2023）年時点で2.3％となっており、従業員43.5人につき1人の障害者雇用が義務づけられています（法定雇用率は段階的に引き上げられ、令和6（2024）年度からは2.5％、令和8（2026）年度には2.7％となることが決まっています）。しかし実際には雇用目標を満たしていない会社も多く、従業員数が100人を超える企業で雇用目標未達成の場合には、会社は不足人数1人につき月額5万円の障害者雇用納付金を納める必要があります。

　これまで述べてきたように、会社にとって、短時間勤務や時差勤務などの配慮をすることは義務ではありません。したがって従業員は、治療や体調、障害の状態に合わせた勤務内容への変更を権利として会社に対し主張することはできないのですが、障害者雇用という枠での扱いであれば、他の従業員と違う労働時間等であっても認められることもあるかもしれません。

　例えば、がん治療により障害等級に該当する障害が残った従業員には、障害者手帳を交付してもらうことで、障害者雇用の枠での雇用継続を会社に提案するというアドバイスをすることもあります。

（小谷富士子）

巻末資料

1. 国・地方自治体等による支援制度 (令和5 (2023) 年10月現在)

　年度が替わると内容が変更になる、あるいは制度自体が統廃合等されることもあります。また、制度の利用にはいくつかの要件がありますので、詳細は各制度を管轄する団体・自治体のウェブサイト等で確認してください。

①障害者介助等助成金 (厚生労働省 / 窓口：独立行政法人 高齢・障害・求職者雇用支援機構)

　障害者の雇用の促進や雇用の継続を図ることを目的に必要な措置等を実施した事業主を助成するもの。障害者が業務を遂行できるために必要な援助や指導を行う職場支援員を配置（＝雇用）または委嘱した事業主に対し支給する「職場支援員の配置または委嘱助成金」、事故や疾病等により休職を余儀なくされた従業員が職場復帰できるための必要な措置を講じた事業主に対し支給する「職場復帰支援助成金」などがある。

　　高齢・障害・求職者雇用支援機構 (2023年10月19日アクセス)
　　《職場支援員の配置または委嘱助成金》
　　　https://www.jeed.go.jp/disability/subsidy/kaijo_joseikin/sub04_shokubashienin_haichi_ishoku.html
　　《職場復帰支援助成金》
　　　https://www.jeed.go.jp/disability/subsidy/kaijo_joseikin/sub04_shokubahukkishien.html
　　《職場支援員の配置または委嘱助成金、職場復帰支援助成金パンフレット》
　　　https://www.jeed.go.jp/disability/subsidy/kaijo_joseikin/q2k4vk000003oi6m-att/q2k4vk000003oi8i.pdf

②両立支援等助成金 (厚生労働省 / 窓口：都道府県労働局)

　仕事と家庭の両立支援等に取り組む事業主を支援するもの。不妊治療と仕事を両立させるための支援プランや支援制度の策定・実施などの措置を講じた中小企業事業主に対し、助成金を支給する「不妊治療両立支援コース」、育児休業の取得や休業後の職場復帰を円滑にするための取り組みや制度の整備を行った中小企業事業主に対し、助成金を支給する「育児休業等支援コース」などがある。

厚生労働省 (2023年10月19日アクセス)

《仕事と家庭の両立支援に取り組む事業主等のみなさまへ》

　https://www.mhlw.go.jp/stf/seisakunitsuite/bunya/kodomo/shokuba_
　kosodate/ryouritsu01/index.html#h2_free6

《両立支援等助成金 (不妊治療両立支援コース) 支給要領》

　https://www.mhlw.go.jp/content/001110986.pdf

《両立支援等助成金 (育児休業等支援コース)》

　https://www.mhlw.go.jp/content/001082775.pdf

③人材確保等支援助成金 (厚生労働省 / 窓口：都道府県労働局)

　人材の確保・定着を目的に、労働環境の向上等による魅力ある職場づくりを図る事業主に対し助成するもの。テレワークを制度として導入・実施することにより労働者の人材確保や雇用管理改善等の観点から効果をあげた中小企業事業主に対し、制度導入のためにかかった経費の一部を支給する「テレワークコース」などがある。

厚生労働省 (2023年10月19日アクセス)

《人材確保等支援助成金 (テレワークコース)》

　https://www.mhlw.go.jp/stf/seisakunitsuite/bunya/telework_zyosei_
　R3.html

《人材確保等支援助成金 (テレワークコース) 支給要領》

　https://www.mhlw.go.jp/content/11600000/001112152.pdf

④働き方改革推進支援助成金 (厚生労働省 / 窓口：都道府県労働局)

　生産性を高めながら労働時間の縮減等に取り組む中小企業等を助成するもの。時間外労働の削減、年次有給休暇や特別休暇の促進に向けた環境整備に取り組む中小企業事業主に対し、実施に要した経費の一部を支給する「労働時間短縮・年休促進支援コース」や、勤務間インターバルの導入に取り組む中小企業事業主に対し実施に要した経費の一部を支給する「勤務間インターバル導入コース」などがある。

厚生労働省 (2023年10月19日アクセス)

《働き方改革推進支援助成金 (労働時間短縮・年休促進支援コース)》

　https://www.mhlw.go.jp/stf/seisakunitsuite/bunya/0000120692.html

《働き方改革推進支援助成金支給要領 (労働時間短縮・年休促進支援コース)》

https://www.mhlw.go.jp/content/001082521.pdf

《働き方改革推進支援助成金（勤務間インターバル導入コース）》

　https://www.mhlw.go.jp/stf/seisakunitsuite/bunya/0000150891.html

《働き方改革推進支援助成金支給要領（勤務間インターバル導入コース）》

　https://www.mhlw.go.jp/content/001170130.pdf

⑤団体経由産業保健活動推進助成金（厚生労働省 / 窓口：独立行政法人 労働者健康安全機構）

　助成の対象となる「事業主団体等」または「労災保険の特別加入団体」が産業医や産業保健サービス提供事業者等と契約し、労働者に対して産業保健サービスを実施した場合に、そのサービスの提供のために支払った経費の一部を支給する。

　労働者健康安全機構（2023年10月19日アクセス）

《助成金》

　https://www.johas.go.jp/sangyouhoken/tabid/1251/default.aspx

《「団体経由産業保健活動推進助成金」の手引（令和5年度版）》

　https://www.johas.go.jp/Portals/0/data0/sanpo/sanpojoseikin/R5/org_josei_leaflet_R5.pdf

⑥東京都難病・がん患者就業支援奨励金（東京都）

　難病やがん患者の治療と仕事の両立に向けて積極的に取り組む企業を支援するための、東京都独自の制度で、難病やがん患者を新たに雇い入れた場合に支給される「採用奨励金」と、難病やがんで休職していた従業員を復職させた場合に支給される「雇用継続助成金」、治療と仕事の両立に配慮した勤務休暇制度などを新たに導入した場合に上記に加算される「制度導入加算」がある。

　東京都TOKYOはたらくネット（2023年10月19日アクセス）

　https://www.hataraku.metro.tokyo.lg.jp/shogai/josei/nan_gan/

2. 参考となる外部相談機関やウェブサイト

「治療と仕事の両立支援」を行う際に参考となる各種機関やウェブサイトです（2023年10月19日アクセス）。これら外部資源を上手に活用し、より良いサポートに役立ててください。

治療就労両立支援事業（独立行政法人 労働者健康安全機構）
https://www.johas.go.jp/ryoritsumodel/tabid/1013/Default.aspx

仕事と家庭の両立支援に取り組む事業主等のみなさまへ（厚生労働省）
https://www.mhlw.go.jp/stf/seisakunitsuite/bunya/kodomo/shokuba_kosodate/ryouritsu01/index.html#h2_free6

治療と仕事の両立について（厚生労働省）
https://www.mhlw.go.jp/stf/seisakunitsuite/bunya/0000115267.html

治療と仕事の両立支援ナビ（厚生労働省）
https://chiryoutoshigoto.mhlw.go.jp

不妊治療と仕事との両立のために（厚生労働省）
https://www.mhlw.go.jp/stf/newpage_14408.html

東京都がんポータルサイト（東京都保健医療局）
https://www.hokeniryo.metro.tokyo.lg.jp/iryo/iryo_hoken/gan_portal/index.html

がん情報サービス：がんと仕事（国立研究開発法人 国立がん研究センター）
https://ganjoho.jp/public/institution/qa/index.html

こころの耳：働く人のメンタルヘルス・ポータルサイト（厚生労働省）
https://kokoro.mhlw.go.jp

高額療養費制度を利用される皆さまへ（厚生労働省）
https://www.mhlw.go.jp/stf/seisakunitsuite/bunya/kenkou_iryou/iryouhoken/juuyou/kougakuiryou/index.html

病気やケガで会社を休んだとき（傷病手当金）（全国健康保険協会）
https://www.kyoukaikenpo.or.jp/g3/sb3040/r139/

障害年金の制度をご存じですか？がんや糖尿病など内部疾患のかたも対象です（内閣府 政府広報オンライン）
https://www.gov-online.go.jp/useful/article/201201/2.html

障害年金（日本年金機構）
https://www.nenkin.go.jp/service/jukyu/shougainenkin/jukyu-yoken/20150401-01.html

産業保健総合支援センター（さんぽセンター）（独立行政法人 労働者健康安全機構）
https://www.johas.go.jp/shisetsu/tabid/578/Default.aspx

健康保険組合連合会（けんぽれん）
https://www.kenporen.com

全国健康保険協会（協会けんぽ）
https://www.kyoukaikenpo.or.jp

産業医科大学医学部 両立支援科学
https://ryoritsu-uoeh.com

3. 各種ガイドラインなど

「治療と仕事の両立支援」に関連する各種パンフレットやガイドライン、指針などです（2023年12月1日アクセス）。

治療を受けながら安心して働ける職場づくりのために（厚生労働省）
https://www.mhlw.go.jp/content/11200000/001120664.pdf

治療を受けながら安心して働けることができる職場づくり 検討事例集（厚生労働省）
https://www.mhlw.go.jp/file/06-Seisakujouhou-11200000-Roudoukijun-kyoku/0000088932.pdf

事業場における治療と仕事の両立支援のためのガイドライン 令和5年3月改訂版（厚生労働省）
https://www.mhlw.go.jp/content/11200000/001088186.pdf

企業・医療機関連携マニュアル 令和3年3月改訂版（厚生労働省）
https://www.mhlw.go.jp/content/11200000/000780069.pdf

労働者の心身の状態に関する情報の適正な取扱いのために事業者が講ずべき措置に関する指針（平成30年9月7日 労働者の心身の状態に関する情報の適正な取扱い指針公示第1号 / 改正 令和4年3月31日 労働者の心身の状態に関する情報の適正な取扱い指針公示第2号）
https://www.mhlw.go.jp/content/000922318.pdf

雇用管理分野における個人情報のうち健康情報を取り扱うに当たっての留意事項（令和5年10月27日 最終改正）
https://www.mhlw.go.jp/content/001170632.pdf

テレワークの適切な導入及び実施の推進のためのガイドライン（厚生労働省）
https://www.mhlw.go.jp/stf/seisakunitsuite/bunya/koyou_roudou/roudoukijun/shigoto/guideline.html

著者略歴

▶ **竹田透** (たけだ・とおる)

1990年、産業医科大学医学部卒業。川崎製鉄株式会社千葉製鉄所産業医、富士ゼロックス株式会社海老名事業所産業医、ライオン株式会社統括産業医を経て、2015年4月より労働衛生コンサルタント事務所オークス所長。労働衛生コンサルタント（保健衛生）、日本産業衛生学会指導医、日本抗加齢医学会専門医。
企業の産業保健活動のコンサルティングや、嘱託産業医として産業医活動の実務を行うほか、産業医科大学産業衛生准教授、東京産業保健総合支援センター相談員、東京労働局安全衛生専門委員等も務める。

▶ **東川麻子** (ひがしかわ・あさこ)

1998年、信州大学医学部卒業。住友金属工業株式会社（現・日本製鉄）鹿島製鉄所専属産業医の後、企業外労働衛生機関にて製造業、鉄道業、小売業、地方公共団体などの産業医を広く経験。2011年より株式会社OHコンシェルジュ代表取締役。医学博士、労働衛生コンサルタント（保健衛生）、日本産業衛生学会指導医。
多くの企業の健康管理体制構築に携わる他、企業の健康管理を担う専門スタッフの育成、講演、執筆活動などを行う。2004年にがんの診断を受け、手術、抗がん剤治療、放射線治療を受けながら、産業医業務を継続。以降、がんの治療を受けながら就業を継続する多くの従業員をサポートしている。

▶ **小谷富士子** (こたに・ふじこ)

1996年に企業での人事労務業務経験を生かして社会保険労務士資格を取得。2000年に小谷社労士事務所を開業。現在、2017年から東京都社会保険労務士会理事、2023年から東京都社会保険労務士会千代田統括支部千代田支部副支部長。主に中小企業の顧問として、労務相談（働き方改革・労使紛争防止等）、就業規則作成およびコンサルティング、社会保険手続代行業務を行っている。

How to 産業保健②
嘱託産業医のための
治療と仕事の両立支援の進め方

2024年3月25日　初版発行　　　　　　　　　定価（本体2,000円＋税）

著　　　者　竹田　透、東川　麻子、小谷　富士子
編集発行人　井上　真
発　行　所　公益財団法人 産業医学振興財団
　　　　　　〒101−0048 東京都千代田区神田司町2−2−11 新倉ビル
　　　　　　TEL 03−3525−8291　FAX 03−5209−1020
　　　　　　URL https://www.zsisz.or.jp
印　刷　所　株式会社 白峰社

ISBN978-4-915947-85-8　C2047 ¥2000E